# THE WELLNESS SYNDROME

# 健康综合征

[瑞典] 卡尔·塞德斯特伦　[新西兰] 安德烈·斯派塞 / 著

张璋 / 译

Carl Cederström & André Spicer

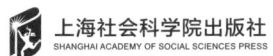

献给埃丝特与丽塔

# 目 录

**导言** / 1
  签署健康契约 / 1
  健康综合征 / 5

**第一章　完美的人** / 11
  生活教练的生与死 / 11
  当代英雌/雄 / 18
  探索你的内心 / 27
  为什么人人都恨吸烟者 / 31

**第二章　健康集市** / 37
  锻炼的伦理 / 37
  节食的罪恶快感 / 46
  "下等人真臭" / 56
  佛卡夏面包拯救英国 / 63

## 第三章　幸福教义　/ 70

如何才能真正幸福　/ 70

关于幸福的坏科学　/ 79

残酷的政治：当戴维遇见马丁　/ 84

谁才是幸福的？　/ 91

过多的幸福　/ 97

## 第四章　被选择的生活　/ 102

失业的承诺　/ 102

认识你自己、控制你自己、完善你自己　/ 112

游戏结束　/ 120

## 第五章　告别健康综合征　/ 130

病床的自由　/ 130

接受肥胖　/ 136

**结论**　/ 140

**注释**　/ 149

**致谢**　/ 166

**荐语**　/ 167

# 导　言

> 如今，做一个好人不再意味着要抑制身体的罪恶欲望，苦修克己，遵循良知，通过一直祈祷，为离开尘世升入天堂做准备；而是意味着要活得好。谁要是有哪一天没享受生活，就会霉运缠身！
>
> ——埃尔韦·朱万（Hervé Juvin），《身体的降临》（*The Coming of the Body*），2010[1]

## 签署健康契约[①]

萨特和他的好友们在巴黎高等师范学院就读时，相比个人健康，有更重要的事情需要思考。一个宽容的观察者可能会将他们

---

[①] 本书中谈论的健康（wellness）与通常指无疾病状态的健康（health）有所区别，是包含更多维度的积极生活状态，在具体语境中常指追求此状态的持续生活方式。欧美研究者通常认为 wellness 包含八个维度：身体（physical）、智力（intellectual）、情绪（emotional）、精神（spiritual）、社交（social）、职业（vocational 或 occupational）、财务（financial）、环境（environmental）。——译注

的饮食习惯描述为"多样化":时而大量摄入枯燥乏味的书籍而忘了吃饭,时而大量摄入香烟、咖啡和烈酒等刺激物。在这个本质荒谬的世界里,有比完善身体健康更急迫的问题需要解决。对萨特这群人来说,身为学生要做的事就是进行庞杂的思考,用头脑去冒险,而不是浪费时间思考怎样正确地饮食。

近一个世纪后,我们在北美的大学里发现了一种新趋势。为了塑造健康向上的生活形象,美国各地成千上万的大学生被鼓励签署"健康契约"。签约意味着你认同一种旨在提升身体、心理与灵魂的生活方式。如果你在马萨诸塞大学阿默斯特分校的"校园健康契约"上签字,你就承诺了"坚持不喝酒、不吸毒的生活方式",然后你就会领略到这种契约所谓的"全方位生活态度"。随后你必须予以回报,必须"为社群作出积极贡献",尊重"选择此生活方式的不同动机",参加社群活动,不可持有酒精或其他毒品。当然,你还需要遵守"健康社群的生活准则"。

这些健康契约的出现并非偶然。目前美国至少有十几所大学设立了此类契约。² 大多数契约的内容都是提倡"远离烟酒、毒品的生活方式",但每所大学又各有特色。北达科他大学的健康契约内容宽泛,鼓励学生提升身体、社交、情绪、环境、精神和智力各方面的健康。在锡拉丘兹大学,你可以"共同游览当地的公园和湖泊",还可以参加"营养讲座,冥想、瑜伽及其他减压活动,芭菲①

---

① 芭菲(parfait,法语中意为"完美")原本是一种源于法国的冷冻蛋奶甜品,在美国演变为在高玻璃杯内层叠冰淇淋、水果、酸奶、麦片、奶油、坚果等食材。此处的芭菲是指此甜品衍生的健康食品版本,通常只使用无糖酸奶、水果、无糖麦片、坚果等材料层叠摆放。国内类似形式的食物一般称为"燕麦酸奶杯"。——译注

之夜等"。需要成员更多投入的健康社群会要求学生们在年初制定健康目标,然后根据目标精心监测自己的进度。

对于精力旺盛的年轻学生来说,这可能是一件好事——至少那些为孩子担心的家长会这样认为。健康契约确保学生避开有害的享乐主义,同时鼓励其他社交活动(比如强制性的"芭菲之夜")。把大学变成常年运行的健康养疗中心,帮助学生身心成长,这会有什么问题呢?

当然有。问题在于这些项目会制造出一类非常特殊的学生:极为乖巧、头脑冷静的学生。这类学生与萨特那样的人格格不入。在这种情况下,一种特殊的大学教育可能会消失。在这种教育中,学生们尝试参与变革性政治活动,服用激发思维的药物,遭受不健康饮食的戕害,经历紧张而令人彻底崩溃的人际关系。

承诺追求健康的不只是这些北美大学生。如今,我们持续不休地被提醒,健康是一种道德要求。正如本章开头引语中埃尔韦·朱万提醒我们的,要做一个好人,就要不断寻找新的快乐源泉。这意味着把生活变成一种优化健康的练习。在工作场合,我们被善意地安排参与"健康计划"。作为消费者,我们被要求编排一种生活方式,以最大限度地提高我们的幸福感。当我们从事在家洗碗之类枯燥乏味的活动时,我们应该视其为正念提升。就连烤面包,现在也被重塑为一种培养我们幸福感的方式。

换句话说,健康逐步钻进了我们生活的方方面面。几十年前,追求健康还只是一些小众生活方式推崇者的专利。如今,健康成为主流。健康支配了我们的工作和生活方式、学习方式,以及性行为方式。即使在最意想不到的地方,我们也能发现它,例如肯塔基州的阿什兰联邦惩教所（Ashland Federal Correctional Institution）。这所监狱里的囚犯需要参加健康计划，学习营养和健身方面的知识，以及应对压力的方法。[3]

本书的关注点并不是健康本身。我们关注的是健康如何成为一种意识形态。作为意识形态的健康，提供了一套观点和信念。这些观点和信念充满诱惑、令人向往，不过在大多数情况下，它们的出现显得十分自然，甚至不可避免。大众对那些未能照顾好自己身体的人表现出特定的态度，当我们审视这种态度时，健康的意识形态属性就格外明显。那些人被妖魔化，说成是懒惰、虚弱或意志力薄弱的。他们被视为道德败坏的异类，非法且厚颜无耻地享受着每个理智的人都应该抵制的东西。乔纳森·M.梅茨尔（Jonathan M. Metzl）在《反对健康》（*Against Health*）一书中写道："肥胖者、身体虚弱者和孤苦无依的人是不健康的，不是因为他们有身心疾病，而是因为他们拒绝接受、迷恋或向往他人健康的光鲜外衣。"[4] 当健康成为一种意识形态时，未能遵从它就会被污名化。吸烟者不仅被视为对他们自身健康的威胁，更被视为对社会的威胁。正如我们将在下文中看到的，一些工作场所已经从禁止吸烟行为转向抵制吸烟者本身，将焦点从不健康的行为转移到不健康的个体身上。

这种意识形态转变是当代更宽泛的文化变革的一部分。在这种变革中，自由市场经济学家的观念模式驱动个人责任和自我表达发生了蜕变。戒烟的意义与其说是减少眼前支出或延长预期寿命，不如说是提高个人市场价值的必要策略。劳伦·贝兰特（Lauren Berlant）写道："肥胖的身体充当了巨幅广告牌，宣告疾病和死亡正在逼近。"5

不仔细保持自身健康的人被视为对当代社会的直接威胁。正如大卫·哈维(David Harvey)所说,在当代社会中,疾病"被定义为没有能力工作"。6 健康的身体就是富有生产力的身体,它们对生意有用处。幸福也一样,企业预设幸福感强的员工会产出更多成果,于是设计出多种新方法来提升员工的幸福感,从生活教练课程、团队建设活动到设置首席幸福官职位。正如威尔·戴维斯(Will Davies)所说,结果是现在"幸福感提供了一种政策范式,可以将人的身心作为经济资源进行评估"。7

## 健康综合征

本书的关注点是作为一种道德要求的健康。尽管很多理论家都提出过这个观点,但没有人能像阿伦卡·祖潘契奇(Alenka Zupančič)一样优雅地表述它。在《怪人登场》(*The Odd One In*)一书中,她称之为生物道德(biomorality)。她这样写道:

> 颓废、缺憾、不满、不快越来越被视为道德上的过错,更糟糕的是,被视为我们的存在或生命本身的腐化。一种我们可以称为生物道德(同时也是感受与情绪的道德)的东西正在迅猛兴起。它提倡以下基本公理:感觉良好(而且快乐)的人是好人;感觉糟糕的人是坏人。8

生物道德是一项道德律令,要求人们保持快乐和健康。这是一种常见的言论，让人想起自助运动①的核心思想。斯拉沃热·齐泽克（Slavoj Žižek）在《捍卫失败的事业》（*In Defense of Lost Causes*）中也使用了相同的术语。尽管他没有具体解释这个耐人寻味的词，但很明显，追求健康的道德化转向是他在别处所说的"超我的享乐命令"的延伸。我们在这里遭遇的并非惩罚性的父系超我，那种会告诉我们"不要那样做"的超我。相反，这里的超我告诉我们，要享受乐趣，要表达真实的自我，要抓住生活中每一个享受的机会。但正如我们将在本书中看到的，这条命令的目的并不是提升我们的健康水平，也不是释放更多的快乐。人们往往并不确定这条命令到底意味着什么，不确定它是要求我们谨慎地追求适度的愉悦，还是肆意地投身于无节制的享乐之中。稍后我们还将讨论这个问题，但现在我们已经可以确定，将享乐变成一种责任并不完全是好消息。齐泽克写道："享受的命令本身破坏了享受的乐趣，因此，自相矛盾的是，一个人越是服从超我的命令，就越会觉得内疚。"9

健康观念也经历了与享乐类似的转变。如今，追求健康不只是我们的选择，更是一种道德责任，我们必须在人生的每一个转折点都考虑健康问题。这就是我们所说的健康命令。虽然我们经常看到这种命令在广告和生活方式杂志上被明确提出，但它也同样以潜移默化的方式传播，以至于我们不知道这种命令是从外

---

① 自助运动（self-help movement）是一种认为人应对自我的健康快乐负责，并完成自我实现的社会理念。其具体形式多为有共同问题的人聚集成为自助团体，目标是通过交流来认识、理解并最终解决自己的问题，最具代表性的自助团体是匿名戒酒协会（Alcoholics Anonymous）。——译注

部输入的,还是我们自身自发产生的。

除了识别这种健康命令的生成过程,我们还想说明这种命令如今是怎样对我们产生不利影响的,即我们所说的健康综合征。

《牛津英语词典》(The Oxford English Dictionary)中"综合征"(syndrome)一词有两个定义。第一个定义是指"一组持续同时出现的症状"。根据这个定义,我们可以认为健康综合征指的是焦虑、自责和内疚等症状(仅举几例)。正如我们将在本书中看到的,健康综合征建立在一项对个人的假设上,即个人应是自主的、有力量的、意志坚定的,并坚持不懈地努力提升自己。我们认为,这种坚持认为个人有能力选择自身命运的观点会引发内疚和焦虑感。人们认为,即使在环境不利于我们的情况下,我们也可以掌控自己的生活。在经济困难时期,求职者们就会经历这种状况。社会告诉他们,不要把困难归咎于经济危机,而应该专注于自身状况。他们被告知,能不能找到工作,取决于他们自身意志力是否顽强,选择是否明智。

选择通常被视为一件积极的事。然而,它也会"带来一种压倒性的责任感",雷娜塔·萨莱克(Renata Salecl)在她的《选择》(Choice)一书中写道,"这与对失败的恐惧、内疚,对害怕错误选择的焦虑密切相关。"[10]当"健康"从笼统的"感觉良好"这个概念,转变为我们为了真诚地生活而必须承担的责任时,它就有了新的含义。它变成了一种不可能实现的要求,重新定义了我们的生活方式。结果,我们偏执地追踪检测自己的健康状况,不断寻找自我提升的新路径,却几乎没有给自己留下任何生活的空间。

当身体成为你生活的终极目标,成为新的关键支点时,周围的世界要么被视为威胁,要么被视为慰藉。我们住在哪里、和谁共处、怎样锻炼,以及在假期去什么地方,都要考虑身体来做决定。这种对身体的痴迷,部分源于我们对进食内容的深深着迷。事实上,进食已经成为一种偏执的活动,其目的不只是要通过味觉获得暂时的快感,更是要让你的身份经受考验。正确饮食被认为是一种打造幸福美满生活、摆脱压力和绝望的方式。正确饮食是一项成就,它会展示你高超的生活技能。正确饮食这种活动的文化重要性日益提高,提供相关咨询服务的市场也随之蓬勃发展。人们以一种模糊了新纪元运动①式诡辩与科学发现之间界限的方式,把营养师和名厨提升到了神职人员般的地位。当我们在自己的生活中找不到意义时,稀有的美食体验就成了替代品。最近,《纽约时报》(*New York Times*)的一位餐厅评论人出版了一本书,讲述了八位女主厨烹制的美食如何"拯救了她的人生"。[11]

这种对饮食和烹饪的过分迷恋提醒我们,饮食已经承担了新的意义。正如帕斯卡尔·布吕克内(Pascal Bruckner)所说:"餐桌不再是汁水丰盈美食的祭坛,不再是分享美食和谈话的场所。"相反,它成了"一个药房柜台,我们在这里监督自己的脂肪和热量摄入,并有意识地去吃已沦为药品的食物"。[12]我们过去沉溺的所有快乐,如今都服务于同一个终极目标——改善我们的健康。葡萄酒或脂肪没问题,前提是你能够把它们纳入你的健康饮食计划。史蒂文·普尔(Steven Poole)在《人非其食》(*You Aren't What You*

---

① 新纪元运动(New-Age movement)是20世纪70年代起在北美兴起的思潮。其内容庞杂,结合了东西方宗教、神秘学传统,并借用心理学等科学理论,主张心灵与身体的关联、人与宇宙精神合一等,其核心仍是神秘主义。——译注

*Eat*)一书中指出,食物已经成为当代生活的一种意识形态。¹³ 对美食爱好者来说,饮食不只是一种生活方式,更是一场形而上的探险。普尔认为,当下我们在寻求重大人生问题的答案时,对政客和牧师失去了信心,转而求助于名厨和营养学家。毫不奇怪,鉴于饮食主义对正确饮食的高度重视、对正确饮食的痴迷——健康食品强迫症①——已成为一种新的特殊疾病。

再次翻开词典,我们会发现"综合征"也可以指"观点、情绪或行为的特征性组合"。健康综合征的特征是把对身体的痴迷和对真实性的灼热渴望结合起来。这似乎是反常识的:人们通常认为专注于自己的身体是肤浅的。然而,强身健体往往被视为一种自我提升的方式。卡尔·埃利奥特(Carl Elliott)在《比健康更健康》(*Better Than Well*)一书中描述了"从百忧解到拉皮手术"等技术如何"被描述为自我发现与自我实现的工具"。¹⁴ 追求个人健康和真实性不是自恋,反而被视作一种道德责任。埃利奥特写道:"如今,很多人都觉得自己必须要去追求自我实现的目标,例如要全身心投入事业中,或者通过严格节食和在健身房进行痛苦的锻炼来塑造自己的外形,即使这意味着在孩子的生活中缺席。"¹⁵

当我们被健康综合征困住时,我们就会变成西蒙·克里奇利(Simon Critchley)所说的被动虚无主义者。他解释说:"被动虚无主义者不会在外部世界中行动起来并试图改变世界,而是只专注

---

① 健康食品强迫症(orthorexia)指偏执地关注食物是不是健康食品,以至于影响正常进食的症状,其词根"ortho-"意为"正确的","-rexia"意为"食欲、欲望"。——译注

于他自己,专注于自己的特定乐趣和自我完善计划。具体方法可能是发掘内在小孩①、玩益智玩具、写悲观论调的文学随笔、练习瑜伽、观鸟,或是研究植物学。"[16]我们对自身健康的过度关注将其他人——那些吃不到有机冰沙、不会用减肥应用程序、请不起瑜伽教练的人——置于何地呢?退缩到只关注自我,正变得越来越有吸引力。人们倾向于把身体信号当作普遍真理的一个代用品,不再清醒地思考这个世界。

---

① 内在小孩(The Inner Child)是一个心理学概念,通常指一个人童年时期形成的真实自我,特别是指因童年经历而受伤害或被隐藏的真实自我。——译注

# 第一章
# 完美的人

> 人们无望于在物质方面改善生活,于是他们说服自己,真正重要的是精神上的自我完善:与自己的内心感受进行交流,吃健康食品,学习芭蕾舞或肚皮舞,沉浸在东方智慧中,慢跑,学习如何感同身受,克服"对愉悦的恐惧"。
>
> ——克里斯托弗·拉什(Christopher Lasch),
> 《自恋主义文化》(*The Culture of Narcissism*),1979 [1]

## 生活教练的生与死

对布鲁克林警方来说,2013 年 6 月 3 日只是寻常的一天。有居民抱怨附近的一间公寓散发恶臭,警方在现场发现两具腐烂的尸体,是一对中年伴侣,一男一女。他们自杀身亡,方法是把充满氦气的塑料袋套到头上系紧。这种装置在寻求安乐死的圈子里被称为"解脱袋"。

这似乎只是一个两人结伴自杀的普通的事件,本应波澜不惊。但死者的职业却给事件带来了意想不到的转折。这两位死者分别是 46 岁的琳恩·罗森(Lynne Rosen)和 48 岁的约翰·利蒂希(John Littig)。当人们得知他们是广播节目主持人,而且还是生活教练之后,一切就变得耐人寻味,他们的死成了国际级的头条新闻。作为生活教练,他们精通的专业领域正是幸福。于是一个无法回答的问题开始流传:为什么一对鼓吹幸福的生活教练会自杀?

他们的广播节目名为《追求幸福》(*The Pursuit of Happiness*),在 WBAI-FM 电台播出。他们鼓励听众拥抱变化的可能性。在一条广为流传的广播节目片段中,主持人认真分析了前第一夫人埃莉诺·罗斯福(Eleanor Roosevelt)的建议"每天做一件让你害怕的事",因为"走出自己的舒适区非常重要",我们必须"适应变化"。罗森还录制了一段励志说唱视频,鼓励观众成为"你一直想成为的那个人"。这对夫妇还经营自己的生活教练业务,名为"马上开始"(Why Not Now)。该业务声称可帮助客户"培养并激励你的内在力量,识别你隐藏和尚未开发的潜力,让你满怀信心地走上通往梦寐以求生活的道路"。[2]

任何对自助运动略有了解的人都会觉得"马上开始"这个主题很熟悉。它们很像自助运动制定的模糊命令:要快乐、要保养好身体、要培养积极的态度、要与你内心最深处的情感交流。罗森和利蒂希这样的生活教练是自助运动的重要拥护者。

生活教练这个行业几十年前还不为人所知,但它现在已经很寻常。全球约有 45 000 位生活教练,整个行业每年创收 20 亿美元。[3]生活教练的背景差异极大。不论是几乎没接受过教育的人,还是拥有临床心理学博士学位和多年工作经验的人，都能成为生活教练。通常也有在其他领域经验丰富的专业人士（例如精神分析师）把自己重新包装成生活教练，期待着这会使自己的业务获得更高利润。

生活教练行业的吸引力之一是任何人都能从事这项工作。有些权威机构（例如哈佛大学）会提供生活教练证书，但生活教练的培训体系总体上是碎片化的，私人机构开设短期在线课程占主导地位。

如今，有各种各样的生活教练帮助你提升工作表现、找新工作、处理棘手的个人事务、买房子、改善健康状况，或是巩固你与上帝的关系。你甚至可以咨询所谓的"需求学家"，他们受过专业培训，可以帮助你搞清楚自己真正想要的是什么。[4]

国际教练联合会（The International Coach Federation）是一家重要的行业机构，它将生活教练的工作描述为"在富有创造力的过程中与客户合作，激励客户最大限度地发挥个人和职业潜力"。一名优秀的教练需要"尊重客户作为其生活和工作专家的身份，并相信每个客户都是有创造力的、有智慧的、完整的"。

生活教练之所以如此吸引人，是因为它毫无边界，而且能够以有趣的实验形式出现。例子之一是日益流行的马匹辅助教练法，它通过使用马匹来帮助客户释放自身的潜能。总部位于明尼阿波利斯的智马教练（Wisdom Horse Coaching）就提供这类服务，他们通过教授如何牵马来帮助管理人员提升工作技能。[5]另一种非同寻常的生活教练方法是玛莎·贝克（Martha Beck）举办的周末活动"逃离人笼"（Escape from the Man Cage）。在这个活动中，一群对生活心灰意冷的男人进行追踪动物、生火等一系列训练。在其中一项训练中,这些男人被告知:"要把自己当成动物,只使用听觉来尝试定位并分辨每个人——这些行为都是为了唤醒可能已被案头工作和智能手机抑制的感官和本能。"6

尽管形式各异,但所有的生活教练都依赖一种从积极思维继承的特殊理念,即个人有能力释放自身的内在潜能。在对20世纪70年代北美的分析中,克里斯托弗·拉什将这种理念与人类潜能运动①及此运动对自我意识和人类成长的不懈关注联系起来。在如今的生活教练中,不少人持有类似观点。一位教练的说法是:"你我都已是完整的、有智慧的、有能力的、有创造力的。"7另一位从业者告诉我们:"生活教练的关键,就是要找到你的内在专家,从而实现你的目标。"8与新纪元运动治疗师玄妙的方式不同,生活教练的服务以实用和结果导向为卖点。他们保留了"释放内在自我"的原始理念,但加入了更多运动员式的主旨,例如"巅峰表现"。为了成为你自己,你必须变得更好。为了变得更好,你必须实现自己的目标。自我探索与自我发现就这样演变为自我实现与自我提升。

因对自己的生活感到失望,玛莎·贝克的一位客户参加了一次为期五天的生活教练非洲之旅(花了一万美元)。经历这次旅行后,这位客户发现问题并不出在她的儿科医生工作,而是源于她自己的态度。她意识到"我不再讨厌自己的工作。我意识到,

---

① 人类潜能运动(Human Potential Movement)是一种20世纪六七十年代盛行于美国的非主流心理学观点及相应实践,认为人类的大脑有巨大的潜能尚未发挥出来,可以通过灵修、使用致幻剂等方式挖掘人的潜能。——译注

那些我原来认为的问题,例如在工作方面不适应、不擅长或不够好,只存在于我自己头脑中,不存在于我身外的世界"。9 贝克给出的建议与我们在本章开头提到过的两位布鲁克林生活教练罗森和利蒂希的观点不谋而合。在罗森和利蒂希的广播节目中,他们鼓励听众不要去看外界,而要将视线转向内心。

我们每个人都拥有隐藏的内在潜力,这个想法极为诱人。自我提升的另一诱人之处是我们可以在情感和精神方面成为更好的自己。但我们有充分理由对此保持怀疑。社会学家阿莉·拉塞尔·霍克希尔德(Arlie Russell Hochschild)在她的批判性分析中指出,生活教练中隐含着一种奇怪的"外包"形式。她认为,我们现在把生活中那些过去由自己处理的私密事务外包了。我们花钱请教练帮忙美化自己的网络形象,希望这能让我们得到约会机会。我们向教练询问自己在生活中真正想要的是什么。当我们开始以这种方式向教练咨询的时候,我们就把我们的日常生活变成了一个扩展的专业领域。霍克希尔德认为,当我们的亲密生活被外包给专业人士时,我们失去了一些根本性的东西。我们似乎让自己陷入了一种追求完美的循环。在这种循环中,为了付得起更多的咨询费,我们必须工作更长时间。讽刺之处正在于此,我们或许可以称之为"生活教练陷阱":"我们越焦虑、越孤独、被剥夺了越多的个人时间,我们就越有可能求助于付费类个人服务。为了承担这些额外服务的费用,我们要工作更长时间。其结果是,我们与家人、朋友和邻居共度的时间变少,我们向他们求助的可能性降低,他们也是如此。"10

还有另一个理由让我们对生活教练持怀疑态度。除了将我们的亲密生活外包给(自封的)专家,生活教练还会导致责任的内包。大多数生活教练的干预措施都会涉及一个核心主题,即你必须对自己的生活和幸福感负责。这种说法的另一层含义是,无论是关系破裂、失业还是重病,我们必须把所有可能发生的问题归咎于自己。健康是一种选择,我自己的选择,因此也是我自己的责任。这种难以摆脱的责任意识会引发强烈的焦虑。雷娜塔·萨莱克指出,生活教练的工作是暂时缓解这种焦虑。与生活教练交谈的时候,我们驱除了一部分不安全感。教练并不是一个专制的父亲形象,他不会告诉我们该做什么,该怎么表现。用萨莱克的话说,"外貌和行为上都不要表现得像一个要求服从的权威"对生活教练至关重要。反之,教练更应该像是"一位仁爱和善的帮助者,倾听其意见是客户自己的选择"。[11] 由此,我们可以看到生活教练的另一面。教练不再去缓解客户的焦虑,反而将做选择的巨大压力推回给客户。很多教练使用的标准技巧之一是询问客户类似下面的问题:"想象一下,如果不用担心金钱或其他阻碍,十年后你的生活会是什么样子?"这样的问题会诱使客户玩一场幻想游戏。通常情况下,当教练试图让客户"认识"到"自己"是实现这些幻想的唯一真正障碍时,这种游戏会变得很残酷。

通过把焦虑推回到个人身上,生活教练与其说是解决了选择造成的创伤,不如说是加剧了这种创伤。萨莱克认为,这就是生活教练的意识形态本质:它"坚持认为存在主义危机和焦虑只是缺乏意志力或自信心危机的表现"。[12] 在外部权威缺席的情况下,责任落到了个人身上。专制父亲的形象消失了,但它只是为了以另一种形态再次出现:不再是一个鼻孔翕张、冲着你吼叫的怒汉,而是一个融入你大脑的无形形象。这个形象更难对付,他永远不会放过你。你越是因为他而感到愤怒、沮丧,你就会越猛烈地朝内转向。

克里斯托弗·拉什也提出了类似的观点。他声称,在20世纪60年代的政治动荡(越南战争、水门事件等)后,很多人拒绝接受被他们视作家长式作风的政治活动和社会制度,转而专注于个人计划,例如,他在本章引语中提到的,"学习芭蕾舞或肚皮舞""沉浸在东方智慧中"。但这并没有带来更舒适、更宽容的生活方式。"恰恰相反,"拉什指出,"它促进发展一个严厉而惩罚性的超我。"[13]于是,惩罚性的自我厌恶成了自我迷恋的另一面。

拉什在此想说的是,心理治疗文化并未解决主观焦虑的问题,而是为自恋之火浇油。只有在他人可以让你更了解自己时,你才会对他们感兴趣。通过全方位的反馈,你可以整合他人的意见,从而实现自我提升。拉什接着说,这样的世界非常孤独,你在其中被众多理想状态与自我形象包围。更糟糕的是,这种你与自己建立起的亲密关系注定会发生剧烈的转变。正如斯拉沃热·齐泽克在《敏感的主体》(The Ticklish Subject)一书中指出,"想象中的理想状态,例如事业成功、身体健康,经常会反噬自我。我们有一种幻觉,以为我们超越了社会,能够按照完美的形象塑造自己,这种错觉会导致凶残超我的回归。"[14]这是一种特殊的超我,它不直接使用禁令式语言,也不明确告诉我们能做什么或不能做什么。就像生活教练一样,这种超我的形象告诉我们要做得更多、要变得更好、要做我们自己。与此同时,它又一直对我们感到失望,一直在指示我们本可以做得更好。"于是,我们有了一个极度自恋的主体，"齐泽克写道，"然而，这种自恋式的自我封闭未能让我们的主体在不受干扰的平衡中自由飘浮，而是把主体留给了超我命令（不那么）温柔的怜悯，供超我享受。"15

当认真倾听这个告诉我们要去享受乐趣的后现代超我时，我们应该认识到它的命令并不真诚。相反，这是一个讽刺性命令，因为超我知道，我们最终不可能享受到乐趣，特别是当享受乐趣成为一种命令。

然而，无论是在自助书籍中，还是在公司的团队建设活动中，我们在日常生活的每一处都会不断看到和听到这样的命令。如果我们最开始就知道结果会令人失望，为什么还要继续用这种绝望的方式寻求乐趣呢？也许我们并不是在寻求更多乐趣。我们只是想融入集体。我们应当承认，那种接受过生活教练的教导，明白了自己要为人生选择负全部责任的自我，往往最有能力满足今日资本主义自相矛盾的要求：既外向又内省，既灵活又专注，既随遇而安又特立独行。换而言之，生活教练并不是在寻求提升人们的幸福感，或教人们如何更享受生活。它是一种旨在重塑自我的技巧。现在，让我们来认识一个人，她将这个要义铭记于心，并充分满足了极限表现、灵活性和创新性的要求。她的名字叫"当代英雌/雄"。

## 当代英雌/雄

在每一个历史时刻，我们都能找到完美人类的形象，当代资本主义社会也不例外。在 2013 年澳大利亚网球公开赛期间播出的一条电视广告短片中,我们见到了他:"我是新纪元的男人。我永不衰老,也不歧视年龄。"我们看着这个略带胡茬、眼神性感的男人自信地大步走在遍布咖啡馆的现代都市街区,流畅地说着广告词:"我自由成长,有自由精神、自由意志……但被皮带约束着。"他是一个有自我意识、热爱自由、有环保意识的人:"我挑战极限,当机立断,照顾孩子,驾轻就熟。"①他穿着休闲装,留着短发,拎着时尚的男包:"我穿短裤,喷须后水,面对责难,应付自如。"他是一个社交动物,总在经营人脉,一直忙碌不停:"我发推、发帖、主持、分享、转载、点赞。"他是一位朗诵诗人般的管理顾问,同时又懂得珍惜生活中的小确幸:"我是家庭的骄傲,是居家好男人,我喜欢家庭聚会,令他人自惭形秽。我架烧烤,爱吃肉,煎香肠,剥大虾,也爱吃沙拉。"简而言之,他就是当代英雄:"我是国际化的、互联的、跨洲际的,我对一切都感兴趣。"

结束他的电梯演说后,我们的当代英雄到达了他的目的地——一辆汽车。他钻进车里,扬长而去。当然,汽车的出现只是偶然的,它可以被任何别的产品取代,任何产品对当代英雄来说都至关重要,因为他对一切都感兴趣。这里推销的是一个特殊的自我:灵活的、以行动为导向的、不断变化的自我。

这种超个性化的、跨网络的自我并非男性专属。女性也可以这样。我们在另一条内容极为相似的广告中遇见了当代英雄的女性版:"我是这个时代的女性,我能够准时,也会误时。"她是《欲

---

① 此处原文的广告词"I push the envelope, push the button, push a pram, push it real good."是一个文字游戏,连续使用了四次动词 push,但含义不同,下文的广告词中有多处类似的用法,不再一一标注。——译注

望都市》(*Sex and the City*)式的女权主义者,以事业为重且问心无愧:"我攀登公司的职位阶梯。我的丝袜有一处抽丝①。我不能等,没时间等。"她把自己的性吸引力作为本钱,但从不拒绝松软的蛋糕:"我变胖。我减肥。我穿裙子。我也穿裤子。我穿高跟鞋,直到穿坏。"像当代英雄一样,她总是在社交:"我发短信、打字、使用缩写 LOL(大笑)和 OMG(惊叹)。"但最重要的是,她不会向世界隐瞒任何事情:"我不会隐忍,"她解释道,"我会发声。"

这些超当代的形象不只发挥出了他们的人类潜力,还学会了如何为此发声。他们灵活、多元、互联。他们可以随时表现出任何一种特性,乃至一切特性。工作生活与家庭生活对他们来说毫无区别。他们可以成为共产主义的资本主义者、女权主义的厌女者、性少数群体的恐同者、关心他人的事业狂、喜欢慢煮快餐的素食主义肉食者。不需要作出痛苦的取舍,一切皆有可能,永远如此。

当代英雌/雄是通常被称为"新资本主义精神"的产物(也许是症状)。我们稍后将解释"新资本主义精神"的含义,但为了强调这种精神的相对新颖性,我们只需回溯大约半个世纪,就会发现一种与之大相径庭的资本主义文化。为了说明这一点,请参考约翰·布拉克(John Brack)创作于 1955 年的经典画作《下午五点的柯林斯街》(*Collins St, 5 p.m.*)。这幅名画描绘了澳大利亚一座大城市中作为资本主义社会体系成员的男男女女的生活。它

---

① 此处"阶梯"和"抽丝"在英文中均为 ladder,是一个运用多义词的文字游戏。——译注

捕捉到了一个我们熟悉的时刻：疲惫不堪的办公室职员终于等到了下班时间，成群结队地回家。这些人愁眉苦脸，穿着颜色黯淡的衣服，朝同一个方向匆匆走去——大概是从他们的办公室到车站。虽然我们可以在画中人物的面部发现一些细微的个性特征，但他们留给人的整体印象是一群标准化的机械，全都在按照官僚机器的节拍行进。他们的眼睛里没有任何主体性光亮。相反，他们的面孔因为长年的案牍工作而变得僵硬。在这幅画描绘的景象中，自我实现的幻想没有容身之地。

现在，我们再来看看那些乐观向上、紧跟潮流的事业狂。对他们来说，最大的恐惧就是成为平庸大众中无法区分的一分子。新一代的灵活工人不是逆来顺受的自我，而是争强好胜的自我。他们的生活并没有被家庭和工作分割开，而是永远困在工作与家庭的流动混合体中。他们不是一个孤独的群体，而是相互联系的孤独个体。他们不是官僚体系的一部分，而是真实性体系的一部分。

这两种形象体现了两种截然不同的资本主义精神。《下午五点的柯林斯街》描绘了福特式资本主义精神下的生活——一群相对富足的标准化官僚，被高效地组织起来。他们有一个工作场所，有一个作为家的场所。他们享受确定性，并分享共同的经历。但这种为薪水而工作、每天下午五点在柯林斯街上疲惫前行的生活也带来了一种损失：他们失去了个性和真实性。工作和生活的反复交替会带来失望和厌倦的情绪。被福特主义支配的生活是安全而具有确定性的，但也是乏味的。对于当代英雌/雄来说，情况有所不同。他们通常过着丰富多彩的生活，作为自身身份主角的焦点,在工作、生活、爱情与愉悦的巨大不确定性之间穿梭。

在《资本主义的新精神》(*The New Spirit of Capitalism*)一书中,吕克·博尔坦斯基(Luc Boltanski)和夏娃·基亚佩洛(Eve Chiapello)深入探讨了这种转变。[16]我们是怎么变得如此痴迷于灵活性、流动性、联系和自我表达等特征的?是什么让这些理念如此诱人?博尔坦斯基和基亚佩洛在分析中回顾了20世纪30年代的大萧条和随之而来的社会动荡,以识别福特式资本主义诞生的背景。在这个特定时期,围绕着安全感这种新社会需求,各种社会运动汇合到一起。福特主义精神的根源同样是安全感,同时还有效率、生产力和理性。布拉克的《下午五点的柯林斯街》描绘的就是这种价值观。

当然,这种价值观并未得到普遍认可。批评者认为,福特主义制造了孤独且异化的人,无论这种人的欲望是什么,他们都与自己欲望完全脱节。福特主义强制人们按照相同的模式生活和死亡:安全、高效、没有灵魂。

20世纪60年代末,对福特主义的愤慨情绪愈演愈烈。很多人开始要求超越单纯安全感的事物,例如意义、真实性、自我表达和真诚的人际关系。简而言之,他们要挣脱福特主义生活体验的禁锢。博尔坦斯基和基亚佩洛认为,这些要求后来被大公司纳入新一代的管理话术。如今,职场中充斥着当时工作环境变革活动家用过的口号:创造性工作、灵活项目、网络组织、愿景领导、强化沟通、解放型管理,诸如此类。随着资本主义新精神出现,人们对工作的看法也发生了翻天覆地的变化。工作不再被认为是枯燥、异化或去人性化的,转而被视为人们探索自身未开发潜力和表达自我的途径。对资本主义的艺术性批判，即企业使我们变得不真实，如今被企业颠倒过来，用以推出一种新的文化理想。这种理想在一定程度上是基于人们假定艺术家具有创造力、创业能力和反主流文化优势。

如今，我们可以在很多地方找到这种艺术化理想，尤其是创意产业。在新千年到来之际，IT行业初创企业在打造反主流文化的酷形象方面所付出的努力，丝毫不少于它们在提供产品和服务方面所付出的努力。这些企业经常搬进废弃的仓库办公，工作区摆满设计师家具，还有叛逆的年轻人踩着滑板游走。这种现象的出现远早于谷歌的诞生①。但酷文化也是一种超负荷工作的文化。安德鲁·罗斯（Andrew Ross）描述了睿域营销（Razorfish）②公司的工作状态。这家公司是第一代提倡酷文化的IT初创企业中的传奇。罗斯指出，通过完全消除生活与工作的差异，这家公司实现了把员工一直留在办公室里工作的目的。他将此称为"极客剥削"。[17]

虽然睿域营销已跟随互联网泡沫消失，但这些"酷"工作场所延续了下来。在近期的同类工作场所案例[18]中，我们可以看到，

---

① 谷歌是IT企业中这种酷文化最著名的代表，成立于1998年。酷文化更早的代表包括1975年成立的微软、1976年成立的苹果等公司，它们在20世纪80年代中期纷纷开始以酷文化作为自身的公众形象卖点，并影响了90年代的众多早期互联网企业。——译注
② 睿域营销的中文译名采用该公司官方名称。Razorfish的字面意义是一种体长而扁形如刀锋的小海鱼，中文名条纹鳂鱼。据说此名称是公司成立时想不出名字，由员工蒙眼翻词典选出。该公司成立于1995年，是最早的互联网营销公司之一，早期高速发展上市，但在2001年的互联网泡沫破裂中股价由57美元跌至1美元，此后经历多次转手，目前为阳狮集团（Publicis Groupe）的子公司。——译注

红牛（Red Bull）饮料公司的伦敦办公室用滑梯取代了楼梯，有人把一辆老式拖车改造成了家庭办公室。但除了酷，资本主义新精神的办公室还以其对等级制度的蔑视而闻名。近年最受关注的公司之一是总部位于拉斯韦加斯的鞋类电商公司美捷步（Zappos）。2013年底，该公司宣布将启用"全员共治"（holocracy）①制度。这种制度取消了传统的等级制管理结构和职位头衔，创建了400个"自我管理圈"。为了找到有"正确态度"的合适员工，该公司会向应聘者提出问题："你觉得自己有多奇怪？请你从1到10打分。"一位人力资源主管讲述了她"在面试时和托尼（Tony Hsieh）②一起喝了三杯伏特加"的经历。[19]有关美捷步的其他怪诞细节还包括这位首席执行官的四十岁生日派对活动，当时一群员工来到拉斯韦加斯城区，每个人都文了情侣文身。

但当代雇佣环境与艺术家的真正相同之处是不稳定性。在资本主义新精神之下，我们可能会找到强调个人表达的工作场所，但它们不太能提供保障。艾弗·索思伍德（Ivor Southwood）在《不间断的惰性》（*Non-Stop Inertia*）一书中指出，不稳定的雇佣关系已成为"大企业不可告人的污点"，而对这个问题，"首席执行官和生产力导师们避而不谈"。[20]在职时间的计量单位从月缩短到周，甚至到了小时。

有些员工签的是"临时工合同"，这种合同要求他们做好随时工作的准备。他们也需要接受随时被解雇的可能——雇主无须

---

① 该公司模仿民主（democracy）的生造词，holo（全）+ cracy（治理）。——译注
② 美捷步首席执行官谢家华。——译注

提前通知。

在分析工作不稳定情况下的生活状态时,索思伍德列举了他从事过的多份工作,从护理员、清洁工到仓库员工。这些工作唯一的共同点是,它们可以不提前通知就被终止。当他在一个仓库工作,意识到自己随时可能失业时,他发现自己不停地问自己:"接下来会是我要填 P45①的时刻吗?"21 他描述道,他和他的同事们"憎恨这个地方,厌恶它所代表的一切,但又害怕被'释放'到经济真空状态中,那样我们就要挣扎着寻找工作,被迫不假思索地向其他潜在雇主展示我们同样热情、顺从和灵活的形象"。22 不稳定的雇佣关系使工人时刻感受到存在的脆弱性,但命运还有更为残酷的扭曲。索思伍德指出:"虽然工人处于不稳定的处境中,但他们必须隐藏这些感受,并表现出一个自信、乐观、适合被雇用的自我。"

现在我们要说回"当代英雌/雄"。她/他不只是资本主义新文化中的典型形象,也是我们所有人为了生存必须效仿的形象。我们必须不断进步。我们发推、发帖、主持、分享、转载、点赞。灵活的员工对自身的挖掘永远没有尽头。至关重要的不是你完成了什么,而是你能成为什么。有价值的是你潜在的自我,而不是真实的自我。

我们往往会忽视的是,对真实、积极和自我表达的要求并不只针对少数在美捷步或谷歌这种公司工作的员工。大多数面临这种要求的人都在其他地方工作,例如仓库、护理院或普通的办

---

① P45 是英国政府规定在劳动者被解雇时劳资双方需要填写的正式表格。——译注

公室,甚至失业者也要面临这种要求(我们将在第四章说明相关情况)。一方面是乐观的生活教练行话,另一方面是工作的不稳定性,观察式纪录片《呼叫中心》(*The Call Centre*)完美地记录下了这两者间看似互不相容的状况。这部纪录片以深受失业和社会问题困扰的南威尔士斯旺西市(Swansea)为背景,展示了年轻人是怎样被迫在工作场合充分表达自我的。遵循"快乐的人能卖货"的口号,经理大内夫(Big Nev)在新员工上班的第一天把他们召集起来进行大合唱。新员工竭力嘶吼,因为他们知道大内夫此前解雇了那些不愿参加大合唱的人。

这些不稳定雇佣关系的核心问题是,社会苛刻地坚称选择是个人事务。我们总是被告知,是我们自己选择了自己的形象、朋友和工作,我们可以选择成为积极向上、富有生产力、与集体观点一致的人。临时雇佣经常被视作一种可以最大化选择空间的方式,不只对雇主如此,对雇员来说也是如此(虽然这听起来有点奇怪)。雷娜塔·萨莱克认为,这种持续的不确定状态会促使我们"像一家公司一样行动:制订人生计划,进行长期投资,保持灵活性,像重组企业一样重组人生,并为增加收益而承担风险。"[23] 所有这一切都要求我们不断选择自己的身份,但没有直接说明的是,我们可能会作出错误的决定。萨莱克认为,这种要求作出选择的指令必然带来极度焦虑的体验。只要我们作出不同的选择,事情就会有不同的结果,这种意识创造了一种存在空白,令我们感到恐慌。面对这种选择的巨大压力,我们崩溃了。这种压力存在于所有需要作出选择的情况,从最平凡的(例如选择吃哪种奶酪)到最重大的(例如选择职业道路或生活伴侣)。选择完全是不可预测和无法确定的,这令我们感到恐惧。更可怕的是,我们要为自己的决定负责(即使实际上我们是被迫作出这个决定的),所以一旦结果糟糕,我们也只能责怪自己。在众多可能的自我中作出选择,这让当代英雌/雄也感到焦虑,狼狈不堪。难怪上面提到的两条广告如此杂乱无章、毫无方向。广告中的当代英雌/雄处于一种心流之中,焦虑的心流。

## 探索你的内心

在位于加州的谷歌公司总部 Googleplex 为员工提供的培训课程中,最受欢迎的不是编程、领导力或会计,而是一门教授谷歌工程师"正念"的课程。这门课程名为"探索你的内心"(Search Inside Yourself),自开设以来已有一千多名员工参加。课程的发起人是 41 岁的前软件工程师陈一鸣(Chade-Meng Tan),他的官方头衔是"开心一哥"(Jolly Good Fellow)。在他与课程同名的书中,陈一鸣将这门课程的目标描述为帮助参与者通过提高情商"优化"自己。[24] 通过认真聆听来自身体的信号,参与者可以发展"一哥"所谓的"对自身情绪的高分辨率感知"能力。这种能力有助于增强直觉,从而获得一种精神层面的远见。

"我们需要一位专家,"陈一鸣告诉他的听众,"这位专家就是你自己。这门课程会帮助你发现你其实早已知道的东西。"[25] 课程的参与者先被要求审视自己的内心,然后在引导之下做了一系列大多数生活教练都不陌生的练习。其中一项练习要求参与者分享三条他们的核心价值观。另一项练习则要求参与者花七分钟时间写出对自己生活的展望。还有一项练习要求参与者花两分钟专注于呼吸。陈一鸣对此的说法是,"只要专注自己的呼吸,就能获得可持续的幸福"。[26]

正念获得了现象级的广泛流行,并发展成一个产业。人们现在可以找到正念应用程序、正念培训课程、正念教练,甚至一门新兴的正念科学。

正念行业定期组织活动,例如"智慧2.0"。该会议邀请知名演讲者发言,小型初创企业可以在会上展示产品。热衷于正念的人群已经远不止是加利福尼亚计算机程序员和新时代创业者。最近,一个看似不太可能涉及正念的机构也开始运用这种技术。没错,美国海军陆战队。美国海军陆战队希望通过一种名为"心理健康训练"的方法减轻战场归来的士兵的创伤后应激障碍,降低他们较高的自杀率。在加利福尼亚州的彭德尔顿营(Camp Pendelton),160名海军陆战队员"被教导在一段时间内保持沉默,集中注意力,专注于身体的感觉,包括呼吸",然后他们被派往"一个仿造的阿富汗村庄,有尖叫的演员和可控的爆炸",练习他们新学的正念技巧。[27]

正念的核心技巧已被应用了数千年。大多数正念相关书籍都乐于提醒读者这些深远的历史根源,通常还会引用佛教和基督教神秘主义中关于正念的内容。然而,"当代正念"的独特之处在于其包装方式。在当代正念中,我们看到的是东方通灵论、自助理论、神经科学、技术崇拜和后现代商业术语的奇特混合物,而所有这一切都以商务休闲的风格呈现。在《探索你的内心》(*Search Inside Yourself*)这样的正念书籍中,我们无缝穿梭在古老的西藏智慧与磁共振扫描仪的双盲临床试验之间。

正念的吸引力正在于此。除了有明确的目标（让你更有效率），帮助你接触到自己更深层、更灵性的一面，它还声称自己有科学依据。新闻网站赫芬顿邮报（Huffington Post）上的一篇文章指出，正念的倡导者经常作出未经证实的断言。[28] 当然，可能有证据表明正念可以帮助个人减轻压力和焦虑，但一些宏大的论断显得缺乏依据。例如，并没有有力的证据表明正念可以提高工作效率、降低缺勤率、提高"软技能"，或者使组织变得更友善、更有同情心、更具可持续性。对那些销售正念书籍和课程的人来说，这不是什么大问题。证据的质量或可靠性并不重要，重要的是它带给人真实的感觉，而且笼罩着科学的光环。这种夸大其词的承诺是典型的本·戈尔达克（Ben Goldacre）所说的"坏科学"。[29]

或许正念最吸引人之处在于，它承诺可以作为一种灵丹妙药，解决后工业资本主义社会的诸多普遍问题，例如焦虑、紧张和生存的不安全感。罗纳德·珀泽（Ronald Purser）和戴维·洛伊（David Loy）指出，"企业纷纷投身正念的潮流，是因为正念方便它们把负担转嫁给员工个人：压力被视为个人问题，正念恰好可以作为一剂良药，帮助员工在有毒的环境中更高效、更冷静地工作。"[30] 对企业来说，正念成了一种把社会苦难的责任转嫁给个人的手段。正念并不去处理引发焦虑、紧张等感受的根本原因，而是为我们提供"自助工具"。或许，最残酷、最扭曲的是，紧张、焦虑和抑郁情绪并没有被视为外部工作环境的产物，反而被认为是员工自身懒惰和不专心的心理习惯造成的。如果你因为工作过多而感到压力,或者因即将到来的公司结构重组而感到不安,那么你只需要清除负面思想的干扰,深呼吸并集中注意力。

除了把现代经济的很多结构性不安全感推给个人,正念的教义还强化了这样一种观念,即无常、持续的流动性和变化不只是造成雇佣关系日益不稳定、人际关系支离破碎的经济体系的后果。相反,他们认为无常直接反映了现实的本质。在《管理咨询杂志》(*Journal of Management Inquiry*)上发表的一篇文章中,作者要求我们认识到"无常是一种体验,一切都在变化、破碎,慢慢地消失、起落,我们每时每刻的体验就是这样"。[31]通过强调世界的本质是瞬息万变的,作者合理化了反复无常的企业重组行为,而这种重组会对成千上万人的生计产生根本性的影响。这也是艾弗·索思伍德的观点:普遍存在的不安全感被描绘成是完全正常的,这就是"事物的本质"。

正念认同现实的景象,即一切都处于持续流动的液态,同时把我们扔回我们唯一了解的直接现实——自己的身体。这通常也是正念课程的神秘口号:我们需要聆听身体的智慧。

当我们忽视自己的理性和其他辅助决策的基本手段(例如经验证据、他人的意见和社会规范),转而开始靠"聆听自己的身体"作出判断和决策时,我们的身体就变成了埃尔韦·朱万所说的"真理系统"。朱万写道:"我们把所有的希望都寄予这个系统,期待用它得到一种在其他地方逐渐消逝的现实。"[32]当外部现实、社会制度、人际关系等其他一切都被视为短暂的瞬间,我们能依赖的就只有自己的身体和它的隐秘智慧。正念告诉我们,通过审视自己的身体并聆听身体最细微的信号,我们可以领悟到真理,不只是关于我们是谁的真理,还有关于什么才是美好生活的真理。不应该通过认真的理性分析作出判断,而应该用直觉。

如果身体成为了一种"真理系统",那么我们变得沉迷于防护自己的身体,避免哪怕最轻微的干扰,也就不足为奇。任何伤害我们身体的事,不论这种伤害是否有据可考,都会被视为最高级别的威胁。如今,这种伤害行为最重要的例子之一是吸烟。

## 为什么人人都恨吸烟者

吸烟不只对你的健康有害,也对你的职业发展有害。2011年,《纽约时报》发表了一篇特稿,描述了美国的一些医院如何针对吸烟者制定了越来越严厉的就业政策。[33] 因为对此前的禁烟政策效果不满,这些医院改变了策略,从禁止吸烟行为改为禁止吸烟者本身。这意味着,即使是在工作场所之外、上班前或下班后吸烟,也是不可容忍的。为了确保他们雇用从来不吸烟的人,求职者被要求接受类似毒品尿检的烟草尿检。

为了合理化这种入侵性、惩罚性的措施,这些雇主表示他们是出于关心员工的健康。当然,他们同样关心吸烟的经济成本,例如员工生产力下降和医保成本上升。雇主们声称,此前采取的更为"温和"的禁烟措施,如提供戒烟辅导计划或禁止在工作场所吸烟等,都没有取得预期效果。著名的克利夫兰诊所(Cleveland Clinic)自2007年起不再雇用吸烟者,美国其他医院纷纷效仿。

从表面上看,这场辩论关乎经济和健康。吸烟(对社会和雇主而言)代价高昂,而且有害健康。然而,吸烟者在私人和公共讨论中也成了一个引人入胜的话题。实际上,嘲讽吸烟者是完全可以被接受的。吸烟者常常被认为是滑稽且令人生厌的,就像动画片《辛普森一家》(The Simpsons)中帕蒂(Patty)和塞尔玛(Selma)这两位烟不离手、咳嗽不停的阿姨一样。但为什么会这样?为什么吸烟者的形象会很滑稽?为什么他们会引发如此多的道德义愤?我们经常会忘记,就在一二十年前,吸烟者和吸烟行为还是这世界上最平常的人和事。你可以点燃一支香烟,没有人会因此留意你。办公室、汽车、飞机、商店——无论你走到哪里,都会发现烟灰缸明晃晃地摆着。医疗行业也不例外。

新出现的就业政策建议禁止吸烟者本身而非吸烟行为。这只是禁止或管制吸烟的漫长历史的一部分。纳粹德国在这方面很有名,它是第一个在公共场所强制推行禁烟令的国家,医学界首次确定吸烟与癌症之间的联系也是在纳粹统治下发生的。正如罗伯特·普罗克特(Robert Proctor)在《纳粹的抗癌战争》(The Nazi War on Cancer)一书中指出的,"事实上,在与烟草相关的流行病学领域,德国曾一度是全世界最先进的,他们的许多其他反对烟草的努力也是如此"。[34]纳粹德国提供了一个有趣的例子,说明有时候科学和道德义愤可以相辅相成。纳粹德国的吸烟者被认为是二等公民,地位几乎和酗酒者一样低下。不要忘记,酗酒者是20世纪30年代中期最先被送往集中营的一类人。很明显,吸烟与种族卫生和身体纯洁的意识形态是对立的,指向性科学证据给了人们胆量,用暴力的形式表达已有的歧视。

七十年后,医学研究详细阐明了吸烟的危害。与此同时,我们也目睹了限制性越来越强的禁烟令。如今,大多数发达经济体都禁止在工作场所吸烟,人行道、公园等公共场所的禁烟令也越来越普遍。有趣的是,它们在很大程度上是与新自由主义提倡个人选择的精神冲突的。作为自由人,我们应该能够自由支配自己的身体。如果我们想抽烟,就应该有点燃一支烟的自由。为了克服这种自由选择与家长作风之间的矛盾,社会主要从医学角度证明禁烟令的合理性。所以,禁烟令并不是要限制吸烟者的自由,而是要保障那些不想吸二手烟者的自由。在倡导餐厅禁烟的讨论中,有人认为吸烟会对在餐馆工作的人造成潜在威胁。这种说法的有趣之处在于,餐厅工作人员的其他权利,例如获取最低工资和合法劳动合同的权利,往往是被忽视的。

与其说是为了改善员工的工作条件,餐厅禁烟更合理的解释是吸烟已不再具有它过去的积极文化内涵。烟草行业曾经极其成功地给吸烟加上了一层魅力光环。在 20 世纪 50 年代,无论是对于步入豪华餐厅的优雅女士,还是对于热爱自由的牛仔,香烟都是不可或缺的饰物。如今,这些吸烟者的形象在西方世界不复存在(不过烟草业还在使用不道德的手段怂恿贫穷国家的人吸烟)。[35]吸烟现在不再是一种有品位的自由象征,而被视为一种应受谴责的荒谬行为。但这种转变不只关乎吸烟行为,更直接指向了吸烟者,他们现在被视为道德和审美方面的倒退者。

这是由克里斯·格雷(Chris Grey)和乔·布鲁伊斯(Jo Brewis)提出的观点。[36]他们认为,医学知识已不知不觉地演变成了一种道德话语。我们从"吸烟有害健康"的医学结论,发展到"吸烟有害"的简化版本,最后得出了"吸烟者有害"的断言。

关于这个问题,还有一个政治解释的维度,但鲜少被提及。尚塔尔·墨菲(Chantal Mouffe)在《论政治的本性》(*On the Political*)一书中指出,当代后政治社会环境的决定性特征不只是政治的消失。她写道,"如今的状况是,政治已表现为道德立场(moral register)。"37 这种道德立场有多种用途:它可以区分同伴与敌人,告诉我们是非对错。与此同时,我们可以表现得像是我们根本没有在谈论政治,仅仅在传播合理的(也是有科学依据的)主张,例如:吸烟是愚蠢的,所以吸烟者也必然是愚蠢的。这就是道德化的核心要点,它具有去政治化的效果。换而言之,通过道德立场,我们可以丑化吸烟者(或是其他群体),同时告诉自己这无关政治,只是道德问题。

这种去政治化是健康综合征的绝对核心。由此,幸福和健康变成了道德生活的基础标准。这里所说的道德不仅关乎你与他人的关系,还涉及你与自己的关系,尤其是与身体的关系。雷娜塔·萨莱克指出,这种无处不在选择的重要影响,是人们被迫为自己的健康负责。在这种情况下,"医生不再扮演权威角色,不再需要提出对病人最好的治疗方案;现在,他只需要告诉病人有哪些选择,让病人自己作出决定,行使(或放弃)他们的知情同意①"。38 这并不一定是一种从医疗控制中获得解放的体验。相反,"健康问题成了个人的终极罪过。如果在当下的工作结束前未能找到下一份工作,员工就会进入失业状态,并被迫感到内疚。

---

① 患者在了解手术或医学试验的相关内容后,自愿同意接受手术或参与试验。——译注

与之类似,病人也会因未能预防疾病而被迫感到内疚。"39 因为未能戒烟而无法对自己的健康负责,不只是身体衰败的潜在诱因,也是道德层面的失败。

　　这种道德立场被应用于我们日常生活的方方面面,从吃什么东西到穿什么衣服,再到如何性交。所有的活动都要被评判是好还是坏。随着公共生活与私人生活之间界限的消失,这些俗事吸引了更多的关注。这并不是政治在私人领域的延伸(回想一下早期女权主义的口号"个人的就是政治的"),我们可以看到与之相反的动向,即更多的公共关注转向了个人品位与道德问题。现在,媒体极其详细地报道政客们的个人生活,仿佛我们能在政客的卧室、浴室或厨房里发现他们真正的政见。这种报道的内容从西尔维奥·贝卢斯科尼(Silvio Berlusconi)的性癖好到戴维·卡梅伦(David Cameron)的音乐品位①不一而足,每周都有政治被道德私有化的新例子出现。当然,这种对隐私的痴迷并不新鲜,公众一直都对政客的生活细节着迷。即使如此,我们还是可以认为,大众媒体(特别是电视)出现后,政客的生活方式变成了为公共利益而斗争的主战场。

　　创造一个更美好的世界不再是一个需要公众审慎探讨的问题。它变成了一个关于个人生活方式选择的问题。人们对主流社会制度持漠视的态度,这种态度与一种认为改善生活方式就可以让生活变得更好的天真热情逐渐匹配起来。直接行动成了当

---

① 曾四度担任意大利总理的贝卢斯科尼曝出过多次性丑闻。戴维·卡梅伦 2016 年宣布辞去英国首相职位后离开新闻发布会场地时哼了一段小曲,成为英国媒体分析的热点。——译注

下最重要的事，而通常情况下，这种直接行动的目标是自己的身体。此类社会运动的工具化身包括健身计划、健康饮食、生活方式电视节目，以及积极思维计划。影响社会的大人物不再是政治家、社会活动家或知识分子，而变成了名厨、幸福导师和激情创业者。这些社会运动的伟大口号是健康与幸福。

# 第二章
# 健康集市

> 在我们的文化中,脂肪是邪恶的。吃高脂肪食物、身上有赘肉、令人发胖的饮食习惯,或是对脂肪的包容,都是某种道德缺陷的表现。从美学、身体和道德的角度来看,脂肪都是耻辱的象征。
>
> ——理查德·克莱因(Richard Klein),
> 《吃脂肪》(*Eat Fat*),1996[1]

## 锻炼的伦理

"我们最重要的通货不是时间而是精力。让人们昼夜不停地工作很容易。人们心甘情愿。你必须与生物本能做斗争。"[2]在接受学者兼前银行家亚历山德拉·米歇尔(Alexandra Michel)的采访时,一位资深投资银行家这样描述他的职场氛围。和他的同事们一样,他每周要工作120个小时,睡眠时间很少,几乎所有的身体需求都由公司满足。对一位初级从业者来说,投资银行就像一个"人造世界"。下午五点后,这里的人不需要下班回家,而是换上休闲服,开始播放音乐,公司会为他们订好晚餐。讽刺的是,因为公司提供了太多生活便利,你最终会工作得更久。[3] 一位投资银行从业者形容他的工作"就像一个心理学实验,测试人在灯光持续不熄的环境下会怎么样"。[4]

在对几百名投资银行从业者进行了为期九年的跟踪调查后,米歇尔发现这些员工在应对工作要求方面呈现一种惊人的共通模式。在工作的最初三年里,投资银行从业者将自己的身体视为障碍,为了跟上繁忙工作日程必须克服的障碍。一位受访者描述了他怎样"用尽一切办法麻痹自己的身体,以免它碍事"。[5] 克服肉体软弱性的尝试在一段时间内有效,但到了工作的第四年,投资银行员工的身体开始反击。之前温和有礼的人,现在会突然大发雷霆。一位受访者描述了他的状况:"我冲向出租车,但车门还锁着。司机想打开车门,但我一直在拉门把手,所以他打不开。我暴怒,疯狂地敲车窗,冲那个可怜的家伙破口大骂。"[6] 另一位投资银行从业者告诉米歇尔,他有下半夜去慢跑的习惯,并经常因此受伤。很多人描述了一种难以克服的麻木感、对食物和色情制品的沉迷,以及有计划地推卸对亲友的责任。到了第六年,还留在投资银行的员工不再逼迫自己的身体屈服。他们发现了一种新方法取而代之,这种方法明显借鉴了"新纪元"风格的"正念",内容包括观察周围的流动性,专注并信任自己的身体。他们"倾听自己的身体",把身体当成"值得信任的朋友"。与身体和谐相处的人能够继续忍受苛刻的工作条件。

需要努力保持精力充沛和工作效率的并不只有投资银行员

工。米歇尔指出，很多行业都要求从业者必须有极致的工作表现，人们一般通过剥削或强行控制自己的身体做到这一点。她提到的行业包括"高风险的金融工作、医院的医疗工作、软件工程、咨询行业、法律行业、学界、艺术界，以及精英运动员"。[7]但被强迫忽视身体基本需求的不只是这些社会地位相对高的从业者。很多从事日常服务行业、制造业和农业的人同样常态化地超安全负荷工作，连睡眠这样的自身基本需求也会被剥夺。

在《24/7：晚期资本主义与睡眠的终结》(*24/7：Late Capitalism and the Ends of Sleep*)一书中，乔纳森·克拉里(Jonathan Crary)指出，睡眠是资本主义生产与消费最后的障碍之一。[8]睡眠领域此前一直未被卷入无情的工作要求之中。然而，随着各种创新，从19世纪初城市的工业照明，到当代社交媒体和莫达非尼(Modafinil)①等提升效率的药物，睡眠的空间遭受了稳步侵蚀。结果是，不仅是少数处于特权地位的投资银行业者，更大的人群同样处于持续的清醒状态。

"永远精力充沛"会带来挑战。正如我们从米歇尔的研究中看到，最重要的一项障碍就是身体。虽然头脑可能想要克服睡眠等自然障碍，但身体会反击。这是全天无休资本主义中主体面临的核心挑战：与生产力的敌人（即自己的肉身）做斗争，像米歇尔采访的投资银行从业者们一样训练自己的身体。吉姆·勒尔

---

① 莫达非尼化学名称为2-[(二苯甲基)亚砜基]乙酰胺，是一种中枢神经兴奋剂，原本被用于治疗嗜睡症、注意缺陷多动障碍(ADHD)等疾病，常被作为长时间保持清醒和注意力集中状态的"聪明药"而滥用，有药物依赖性，在国内为二类精神药品。——译注

(Jim Loehr)和托尼·施瓦茨(Tony Schwartz)是两位由健身教练转行的管理顾问,他们在《哈佛商业评论》(*Harvard Business Review*)上发表的一篇文章强调了这种健身干预措施的重要性。[9]在他们看来,忙碌的管理人员是"企业运动员",真正运动员的生活要比企业运动员轻松得多。勒尔和施瓦茨写道:"职业运动员大部分时间都用在训练上,真正比赛的时间只占很小一部分,每天最多几个小时。"这与大多数企业管理人员形成了鲜明对比,他们"几乎没有时间用来训练,必须每天按需工作十、十二、十四个小时,甚至更长时间"。但管理人员生活的难度远不止于此:"运动员每年可以享受几个月的休赛期,大多数管理人员每年能有三四周假期就算是走运。职业运动员的平均职业生涯长约七年,管理人员通常估计要工作四五十年。"[10]为了维持表现水平,企业运动员需要努力追求他们的"教练"所说的理想状态。这需要采取行为干预措施,例如改变饮食习惯(每天分五到六顿用餐,定时喝水)、每周两次重量训练①、保持精神集中并深呼吸、养成规律的睡眠习惯、想象极致表现时刻的画面,以及安排"放松时间"重新与深层的使命感建立联系。作者向我们保证,这样做之后,企业管理人员就能"在身体、心理、情感和精神上都感觉到强大和坚韧,并以更热情的态度和更高表现水平工作更长的时间"。[11]

很多公司都追随了这种趋势,并鼓励员工追求极致表现状态。兰德公司(RAND)最近的一项调查发现,美国拥有50名以上员工的雇主中,有超过一半提供职场健康计划。[12]另一项调查

---

① 俗称"举铁"。——译注

发现,《财富》(Fortune) 200 强企业中有 70% 提供员工健康计划。[13] 全美雇主每年在此类计划上的总支出约为 60 亿美元。员工健康计划之所以越来越普及,部分原因在于它们经常与员工的医疗保险挂钩。为了得到医疗保险,员工必须参加健康计划。

根据世界经济论坛(World Economic Forum)的一份报告,此类健康计划通常包括饮食小组、饮食咨询、提供健康食品的自助餐厅、工间操、公司内部的健身房和戒烟等内容。[14] 这些计划的关注点都是身体。通过健身和戒烟,员工不仅可以改善健康状况,还可以改善身体形象。正如在本章开头引语中理查德·克莱因指出的,肥胖或非典型的体型都是耻辱的象征。员工可以显示出他们的决心,不仅要健康,还要做一个在道德和美学上负责任的人,一个容易相处的人。因此,企业也认为这些措施可以增强员工的归属感。在户外用品公司巴塔哥尼亚(Patagonia),员工经常一起出去跑步[15],弹性工作时间政策让员工可以在中午进行户外活动。该公司的首席执行官引以为豪地在自己写的书中标榜这些,这本书的书名是《让我的员工去冲浪》(Let My People Go Surfing)。

另一种与健康相关的新兴管理风潮是步行会议。科技行业管理人员尼洛费尔·麦钱特(Nilofer Merchant)在最近的 TED 演讲中警告说,"久坐已成为我们这代人的有害习惯,就像上一代人吸烟一样"。[16] 她呼应了很多其他人的担忧,指出我们每天坐着的时间非常久(北美人均 9.4 小时),这对健康造成了负面影响。为了对抗这种影响,她建议商务人士应该"干掉会议室",转而选择"边走边聊"。这样做对健康有明显的好处,可以强化团队成员之间的凝聚力,并防止员工的注意力在开会中途转移到移动设备上。据说步行会议还能发挥更大的作用,赫芬顿邮报的一篇文章指出,"小小的思维分散,比如看到一只美丽的鸟(或者,说实话,如果你是在城市中工作,更可能看到一个整洁干净的垃圾桶),可能就是你的大脑一直在等待的激发绝妙创意的灵感火花"。[17]

新型办公设备中又出现了进一步模糊工作与锻炼之间界限的东西:跑步机办公桌,以及与之类似的动感单车办公桌。跑步机办公桌让员工可以保持在办公桌前工作同时,用较慢的速度(通常每小时一两英里①)行走。跑步机办公桌是内分泌科医生詹姆斯·莱文(James Levine)发明的。莱文对人们日益缺乏运动造成的健康风险感到担忧,他把跑步机安装到工位上,希望可以让人们在工作的同时锻炼身体。谷歌、微软、凯悦、万豪等公司都采购了这种工作桌兼健身器材。事实证明,它们也得到了很多在家办公的自由职业者的欢迎。其中一人告诉英国广播公司(BBC)的记者,使用跑步机办公桌,"你可以真正做到多任务处理"。[18]另一位跑步机办公桌的拥有者讲述了他如何发现自己很难强迫自己去健身房,所以经常在做程序员工作的同时每天步行五小时。他减掉了 35 磅,脚肿了,并开设了一个关于这件事的博客。

动感单车办公桌是一项类似的发明,其目标用户是具有生态意识的潮流人士。纽约州一家名为"踏板之力"(Pedal Power)的创业公司发明了一种动感单车办公桌,用户在办公和锻炼的同时

---

① 1 英里合 1.609 千米。——译注

还能为笔记本电脑发电。"踏板之力"的创始人之一称,该设备的额外好处是有助于"让人们与他们使用的能源产生联系",并"了解能源是多么宝贵,多么来之不易"。[19]

从职场健康计划到跑步机办公桌,这些措施从表面上看都相对无害。它们似乎是合理的方式,可以帮助久坐不动的人保持苗条、健康、高效。有些人甚至会认为公司采用这些措施是为了我们的福祉。但是,如果我们更仔细地观察这些让职场更健康的尝试,就会发现这些措施并不只是为了创造更健康、更快乐、更高产的劳动力。事实上,健康计划的收益往往被大幅高估。一项研究指出,健康计划的参与者占全民的比例有限,参与者获得的健康状况改善相对来说也并不明显。[20]另一项美国研究表明,虽然雇主通过员工健康计划节省了一些成本,但这往往是通过将医疗支出转嫁给那些更有可能生病的人(也就是穷人①)来实现的。[21]

如果职场健康计划的实用效益尚不明确,那么如此多的企业热衷于推动员工在公司锻炼可能还有其他原因。一种解释是,让员工定期参加健身活动有助于企业塑造员工团队。比起实现生产力目标,发明跑步机办公桌更大程度上是为了生产一名理想的员工。这建立了一种稳固可信的联系,让人们认为"爱运动的"员工就是"生产力高的"员工。吸烟、超重或不爱运动的人自然被视为工作不积极、效率低下的人。员工的理想化形象已经从苏联的

---

① 员工健康计划旨在节约企业原本要承担的员工医疗补助,因此倾向于在经济上惩罚那些健康状况较差的员工(因为他们需要的医疗费用更多),而且几乎必然导致对存在健康风险的员工(例如吸烟者、超重者、有重病史者)的歧视。健康状况较差和存在健康风险都有较大概率与经济条件较差相关,所以员工健康计划会导致经济条件较差的员工原本可获得的医疗补助被剥夺。——译注

工作狂斯达汉诺夫①变成了沉迷锻炼的企业运动员。后者能够完成一整天的创造性劳动，然后快乐地去学一堂健身课。

当工作变成锻炼，锻炼变成工作的一种形式时，我们发觉那些之前彼此独立活动之间的界限变得模糊。一边散步一边讨论预算，在办公桌前骑自行车，甚至在午餐时间去冲浪，所有这些时刻都是休闲与劳动的融合。工作不仅没有成为我们保持身体健康的障碍，反而成了我们可以用来保持健康的时间和场所。与此同时，锻炼也成了一种劳动，保持理想化企业工作者体型的劳动。

瑞典卡车制造商斯堪尼亚（Scania）公司做了一项非常有趣的实验，旨在打破工作与非工作之间的界限。米卡埃尔·霍尔姆奎斯特（Mikael Holmqvist）和克里斯蒂安·马拉维利亚斯（Christian Maravelias）在对这家公司的研究中记录了该公司实施的"24小时员工"政策。这项政策表示"斯堪尼亚关心员工的工作和生活。我们致力于帮助员工生活得更健康。我们对员工的关心照顾不会随着员工下班而终止"。22该计划包括多种职场健康措施，例如为员工提供健身设施（员工在公司成立一百周年时得到了一个健身中心作为礼物），以及进行"午餐散步"（二十分钟的北欧式健走，该公司曾因此获奖）。此外，还有更多旨在培养健康员工的配套措施。所有这些措施都由一个庞大的职场健康团队管理。该

---

① 阿历克塞·斯达汉诺夫（Alexei Stakhanov），苏联煤矿工人，1935年因创造了一班工作时间内采煤102吨（正常工作定额的13倍）的纪录被表彰。苏联随后发动了旨在提高生产效率的"斯达汉诺夫运动"。根据后来公开的档案，该纪录实际上是在煤矿领导授意下，由三人合力采煤外加多人支持团队共同创造，再被宣传成由斯达汉诺夫一人创造。——译注

团队由心理学家、医务人员和行为专家组成,他们与人力资源部门和生产部门的工程师密切合作,以确保整体的生产效率。一位负责推广健康措施的员工承认,公司"无法命令员工合理饮食"。[23]然而,他们可以制定被研究人员称为"具有深远意义的规范,不仅规范员工应该怎样工作,还规范他们怎样生活、怎样与自己相处才能保持健康和高效"。[24]为此,他们制订了一项针对全体员工的先进健康计划。该计划包括健康档案、互助进步小组、健康学校,以及"健康座谈"等活动。在这些活动中,员工会被问到很多问题,诸如:你的饮食习惯如何?你锻炼吗?你吸烟吗?你如何度过闲暇时间?你的睡眠习惯如何?你孤独吗?你的人生目标是什么?

这些措施可能看起来具有侵略性,但出人意料的是,很多员工都认为这是一个提升自我的好机会。斯堪尼亚计划的一位参与者告诉研究人员:"在这个全球金融危机造成人们纷纷失业的时代,你需要保持健康。健康档案可以帮助你做到这一点。"[25]对他来说,健康是一种失业保险,使他可以保持作为一名员工的吸引力——不仅对现在的雇主如此,如果他被解雇,对其他潜在的雇主也如此。

这种自我提升工作的一项显著特征是它永远不会被完成。就像斯堪尼亚公司那位富有远见的员工一样,你需要保持健康状态来应对未来可能出现的挑战。齐格蒙特·鲍曼(Zygmunt Bauman)在《流动的现代性》(*Liquid Modernity*)一书中指出:"追求健康就像追逐一只你无法在追到之前描述的猎物。你无法确定是否真的追到了猎物,却总有理由怀疑自己还没追到它。围绕追求健康组织起来的生活会带来很多短期目标的胜利,但永远不会有最终的胜利。"²⁶因此,企业为员工安排的锻炼计划永远不会停止。步行会议结束后,你回到跑步机办公桌前,晚上还有更多的锻炼要做。健身需要持续不断的努力,尤其是当人们需要准备迎接未来不确定性挑战时。从这个意义上说,正如鲍曼写道,健身产生的体验是一种"永恒的自我审视、自我谴责和自我贬低,以及持续不断的焦虑"。²⁷

这种持续不断的焦虑并不局限于在车间或在公司园区的步行会议。哪怕下班之后,公司不再密切监视着你的时候,这种焦虑也会继续。鉴于成为理想员工与健康之间的深入关联,我们可以说,工作伦理已被锻炼伦理取代。我们现在邂逅的不再是致力于无休止工作和节俭生活的新教工作伦理的俘虏,而是致力于持续锻炼和健康监测的企业运动员。信奉新教伦理的19世纪企业家用艰苦的工作来逃避一个可怕的问题,即"他们死后是否能上天堂";今天的企业运动员则用锻炼身体来逃避另一个可怕的问题,即"他们是不是那种积极活跃、精力充沛,对他们的公司(或者其他任何一家公司)有吸引力的员工"。现在人们不再以勤奋工作作为进入天堂的代价,而把锻炼身体作为进入今日尘世天堂——持续就业状态——的代价。

## 节食的罪恶快感

华理克(Rick Warren)是马鞍峰教会(Saddleback Mountain Church)的牧师。该教会位于加利福尼亚州奥兰治县(Orange

County)南部,是一个典型的超大型教会,有3万名会众。2010年的一天,在为858人施洗的过程中,他的思绪开始飘忽不定。完成大约500次施洗时,他突然有了一个想法:"我们这些人都很胖。"他向《纽约时报》的记者描述道,这"并不是一个非常灵性的想法",他还补充道,"我知道牧师在施洗时不应该有这种想法,但我当时想到的就是这个:我们都很胖。我自己就很胖,我在这方面是个糟糕的榜样"。28 这个启示使得华理克牧师在下一周向他的会众发起了一项邀请:"各位,我每年只增加大约三磅体重。但我担任你们的牧师已经有三十年。所以我现在有大量的赘肉需要去掉。有人想和我一起减肥吗?"29

几个月后,华理克牧师推出了一项名为"但以理计划"(Daniel Plan)的福音派节食法。这个"开创性健康生活方式计划"的名称来自《圣经》中但以理的故事。但以理是一位富有的犹太人,他和三个同伴被掳掠①到巴比伦,羁押在巴比伦王的宫廷中。为了遵守摩西律法,但以理拒绝了巴比伦王提供的肉和酒等精美食物,只吃蔬菜,喝清水。这段宗教叙事与后现代大型教会的很多典型疗愈主题(例如个人成长)相互吻合。

人们很容易就能在这些说法中辨认出自助运动的话语,只需要看看那些作为但以理计划的一部分设立的灵修课程标题就行:"为了健康,忏悔你的罪孽""戒除消极的自我对话"以及"放下巧克力,拿起圣经"。多位知名健康专家的支持,包括一位开设电视

---

① 原文是"驱逐"(deported)。这和《圣经》中的《但以理书》有些出入。《圣经》中但以理是巴比伦王尼布甲尼撒攻陷耶路撒冷后带回巴比伦王宫做侍从的以色列贵族青年。在此据《圣经》实际内容调整为"掳掠"。——译注

节目专栏的哥伦比亚大学心脏病专家、一位"世界闻名"的内科医生,还有一位新陈代谢专家,为但以理计划增添了科学气质。但以理计划融合了福音派的宗教叙事、名人提供的专业健康知识,以及通过自我成长获得成功的美好前景,因此对美国及其他地区的众多新福音派信徒产生了极强的吸引力。目前估计有 15 万人在遵守这种节食法。

但笃信禁食的绝不只是北美的福音派基督徒。在近年来的多种标志性节食时尚中,禁食成为共通的主题。这些节食法共通的核心主张是,只要你在一些日子里遵守明确的饮食限制,就可以在另外的日子里放纵自己,大快朵颐。禁欲期与享乐期交替进行。关于这个原则,最著名的表述可能是所谓的 5∶2 节食法。这个基本公式来自英国医生兼记者迈克尔·莫斯利(Michael Mosley)的阐述。他制作了一部 BBC 纪录片,宣传间歇性禁食的好处。这部纪录片大受欢迎。莫斯利随后与一位饮食作家合作,出版了畅销书《轻断食》(*The Fast Diet*)。[30] 他们声称,每周中有两天严格限制热量摄入,另外五天随意进食,可以实现减肥并改善多种重要的生理机能。

我们可以退出实践层面,从意识形态和人类学维度思考节食问题。首先要指出的是,节食与过量饮食有密切的联系。正如社会学家布莱恩·特纳(Bryan Turner)指出的,只有在人均食品量过剩的社会中,节食才会成为可能实现或可取的。[31] 特纳将现代合理化节食行为的起源追溯到近代早期的英国。乔治·切恩(George Cheyne),当时的一位医生兼早期节食导师,写了一部作品,以忏悔的方式描述了他如何在 18 世纪早期的伦敦沉溺于享乐,体重增长到惊人的448磅,然后又通过喝牛奶、吃蔬菜的健康饮食法减掉赘肉。虽然切恩的理念最初只是针对伦敦一小部分久坐不动、因饮食过量、缺乏运动而饱受折磨的职业人士,但这个理念很快就传播开来。一些影响力更广的道德改革运动接受了切恩的理念,首先是卫理公会(Methodist Church),然后是国家效率运动(National Efficiency Movement)——这个运动促使社会底层人群接受营养建议。这些道德改革运动试图把健康的饮食习惯、健康的身体与道德联系起来。根据特纳的说法,这样做的效果是"培养头脑清醒、体魄强健的人口,他们健康的身体不会因'不理性'的饮食习惯生病,从而影响生产"。[32]

切恩本人的故事符合我们熟悉的叙事弧:从放纵的非自然生活状态转向幸福喜悦的自然状态。节食法经常许诺它们可以帮助我们回到想象中的"纯洁"状态,避免被过量的饮食腐蚀。一方面,用特纳的话说,我们有"纯真自然状态下人类的俭省美德";另一方面,我们也有"文明社会中人类的放纵行为"。[33] 被困在放纵行为之中时,"摆脱这种状况的途径是禁欲和节食",这可以"使身心恢复健康"。

回归纯洁状态是节食的核心主题。但以理计划的目标是圣经时代的原始状态。5∶2节食法代表了我们史前时代祖先饥荒与盛宴的周期。旧石器饮食法则回溯到更早的时代,建议我们效仿原始人的生活习惯,只吃我们可以猎杀或采集到的东西。果食主义者提倡"亚当夏娃"饮食法,建议只吃伊甸园里能找到的东西:水果、蔬菜、坚果等。

节食法通常会许诺一种美好前景,即摆脱现代世界的放纵行为,回归更真实生活。但节食者要想实现这种前景,就必须走一条以现代的工具性控制与调节模式为标志的道路。大多数节食法都提供了精确且严格管制的食谱,规定了饮食的内容和时间,给出一条应该在什么时间吃哪些食物的清晰轨迹。特纳在切恩(他为读者设计过众多食谱)的近代早期饮食干预措施中发现了这种严格的合理化和微纪律。当代的节食法也需要类似的微管制和自我监督,例如计算卡路里、详细监控每餐的内容、跟踪身体质量指数(BMI)、定期参加节食者的自我检讨会、花钱请节食教练、定期称体重、浏览节食网站、阅读节食书籍、写节食日记,以及在电脑应用程序上记录每日的饮食摄入(随后还应该分享到社交媒体上)。一位女权主义者在批评节食时说:"既然有机体对食物的纯真需求无法被否认,那么人的身体就成了人自己的敌人,一个专心于阻挠自律的异类。"[34]

慧俪轻体(Weight Watcher)①前会员克雷茜达·海斯(Cressida Heyes)生动地描述了这种受控的体验。她说自己"成年后从未经历过这样的环境:如此用纪律约束微小的行为,工作人员对小差错会作出如此严肃而僵化的反应"。[35]令海斯困惑的是,那些参加慧俪轻体的同伴很快就被该公司提供的管制手段(例如计算食物热量和公开称体重)吸引。她描述道,这些人很快就失去了"一切分寸感",完全沉迷于体重变化和按要求饮食的细枝末节。向这种严格的纪律制度屈服后,他们不仅改变了自己的行为方式,

---

① 慧俪轻体是美国的减肥咨询机构,提供基于食材营养成分量化打分的健康饮食法、辅助减重的手机应用、组织互助小组活动等服务。——译注

还改变了自我认知。日常的自我管理实践不再被视为被强加的措施,而是变成满足感和个人赋能的源泉,一种成为自我的方法。用减肥组织"瘦身世界"(Slimming World)的话来说,它们帮助你"成为你真正想成为的人,从现在直到永远"。

监控自己的饮食并不是严格意义上的私人事务。正如我们已在本章中看到的,促进员工重视健康的措施已在企业中得到了普遍应用。众所周知,谷歌聘请了一位企业大厨,他的任务是"拉近人们彼此的距离,拉近他们办公桌的距离;防止人们养成会降低工作效率的不良饮食习惯;节省他们原本用于外出吃午餐和为吃什么而烦恼的时间;创造一种团结感"。[36]但在这位大厨看来,他最重要的作用或许是"制造一种错觉,让你觉得自己不是在工作,而是置身某种游轮和度假胜地"。[37]

管制员工饮食的尝试绝不只限于高科技公司。在普通公司中,健康座谈会的举办越来越普遍。南纳·米克-梅耶尔(Nanna Mik-Meyer)在对丹麦多个城市的超重员工进行辅导时发现,这些治疗课程极其强调员工对自己的健康生活习惯负责。一位经理直白地说:"我们希望员工对自己的生活以及个人状况……也就是肥胖问题,担负尽可能大的责任。"[38]企业认为员工可以通过承担责任发现隐藏在层层脂肪之下的真实自我。[39]在一次典型的劝诫会上,一位健康顾问劝告一位参加减肥活动的超重者找到自己的意志力:"饼干总是在向你招手……如果你想解决这个问题,就必须给自己的意志力一点空间……你内心的意志力在哪里?在哪里?在你的膝盖里吗?在你身体的侧面还是背部,在哪里?"那位超重者回答:"鬼才知道。"[40]

另一个例子是本章提到过的瑞典卡车制造商斯堪尼亚公司。该公司"为员工提供健康营养的早餐和午餐,同时鼓励他们在家里吃得更健康"。在公司的"健康学校"中,被认为"有健康风险"的员工要接受健康生活技巧培训。该公司还实施了"斯堪尼亚BMI计划"。该计划提供一整套干预措施,旨在帮助员工管理自己的生活方式。一位员工解释说,"做运动、吃得健康、常去户外活动,总之,照顾好自己的身体健康几乎成了这里的常态"。[41]但这也意味着,用该公司一位行为专家的话说,"如果你从来不读书,只是一直坐着看愚蠢的电视节目,如果你只吃快餐而从来不运动,那么你最终可能会成为一个无人问津的没用员工"。[42]

在尝试监管员工的饮食时,这些公司共同的特征是,他们希望避免显得是在强迫员工接受更健康的饮食。干预措施可能会被认为是"老大哥"式的监控行为。为了回避这种指责,公司强调他们的角色只是鼓励个人作出"正确选择"的引导者。正如尼古拉斯·罗斯(Nikolas Rose)所说,他们试图让公民成为"促进健康的积极伙伴,承担起保障自身福祉的责任"。[43]

劝人们更有责任感,意味着他们过去缺乏自制力、意志力和纪律性。或者换一种说法,意味着他们一直表现得像小孩子。这也是我们在很多饮食干预措施中都会发现的幼稚化特征。回想一下,那些谷歌员工感觉到上班时就像在豪华游轮上,那位丹麦员工在减肥劝诫会上被要求想象他的意志力在自己身体的哪个部位,或者那些斯堪尼亚公司的员工被要求参加"健康学校"。

绝大多数情况下,节食只有短期效果,随后人们就会恢复到原来的体重。失败的经历和预感笼罩着很多节食者。例如,在一项研究中,我们采访了一位 IT 行业的管理人员。他知道自己参加了健康饮食计划,但"午餐还是会吃汉堡"。他向研究人员保证,他从健康课程中学到了东西:"现在我会在汉堡王吃成分更健康的汉堡。"[44]公众对"肥胖流行病"的绝望似乎也以类似的方式产生。节食"造成了更多对肥胖问题的焦虑,却未能根除它试图让人们摆脱的那些行为"。[45]

这种持续的失败提醒我们,节食不仅是愉悦、欢乐和自我实现感的源泉,也是内疚等负面情绪的来源。格洛丽亚·施特恩赫尔(Gloria Sternhell)指出:"当我听到人们谈论诱惑、罪恶、内疚和羞耻的时候,我知道他们是在谈论食物而不是性。"[46]为了摆脱这些顽固的内疚情绪,人们转而热衷于自我管理。例如,《5∶2 断食书》(*5∶2 Diet Book*)的作者凯特·哈里森(Kate Harrison)描述了她如何遭受"分手、裁员、丧亲之痛,以及经济拮据的忧虑,而一块或者半包饼干是最实惠能让自己感觉好一点的方式"。但她警告我们:"只要你还处于安慰性进食和内疚感的交替循环中,像我们很多人一样,一切就都是不健康的。你吃东西只是因为觉得不舒服,但吃东西后你又会觉得自己又一次失败了。"[47]通过每周禁食两天,她能够"摆脱内疚感"。节食对她来说不仅是为了减肥和改善健康状况,也是为了减轻内疚感。

但正如齐格蒙特·鲍曼指出的,节食也可能产生相反的效果,加重而非减轻内疚感。鲍曼接着论证,大多数节食法背后隐藏的含义是"你对自己的身体负有悉心照料的责任。如果你忽视了这个责任,就应该感到内疚和羞愧。身体的不完美是你的过错和耻辱。赎罪的机会掌握在,而且只掌握在罪人自己手中。"[48]多项研究都确认了节食与内疚感之间的联系。一位受访者解释说："只要我吃了不在健康食谱里的东西,我就会感到内疚,感觉非常糟糕。"[49]鉴于荷兰的一项研究结果,即33%的节食计划参与者实际上事后会感到更内疚[50],那位受访者的状态并不奇怪。据报道,密切监控自己饮食的人比普通人的内疚感更高。[51]除了人际关系,节食是最常见的内疚感来源之一。[52]

弗洛伊德认为,节食会触发内疚感并不奇怪。他在《文明及其不满》(*Civilization and Its Discontents*)一书中指出,内疚感源于超我对自我的计划和愿望的猛烈训诫。有时候,超我可能以真人的形式出现(例如老板或减肥教练)。但大多数时候,我们会内化这些权威形象。在这种情况中,"超我会以同样的焦虑感折磨有罪的自我,并伺机让自我遭到外部世界的惩罚"。[53]最大的悲剧在于,"现在,放弃不再有彻底解脱的效果,良性自制不再能换来爱的保证。岌岌可危的外在不幸——爱的丧失与外在权威的惩罚——被永久的内在不幸和内疚造成的紧张情绪取代"。[54]当你内化超我的权威形象时,你可能会摆脱你的老板或减肥教练,但你会获得一种无法摆脱的内疚感。更严重的是,这个内在的老板攻击性异常强。我们憎恨权威形象,因为他们会提出窥探我们个人习惯的问题,贬低我们,但我们更憎恨自己。

如果内疚感只带来痛苦不安,我们很快就会厌倦它。内疚感之所以能持续存在,是因为它也能带来一种享受。杰森·格利诺斯(Jason Glynos)指出,拖延症和吸烟用内疚感折磨他,同时给了他一种满足感。[55]他还意识到,他从这些违反规则中获得的乐趣会进一步把他束缚在工作和健康的道德标准上。

内疚感不只是个人体验,也可以成为一种社交体验。格利诺斯谈到和同事们一起去户外吸烟的经历。一起吸入致癌物质的时候,这群偷偷吸烟的人之间的联系不只是共享伦敦之外的阴霾或职场八卦,他们还因共同的违规行为结成了集体。吸第一口烟获得的轻松感不仅来自尼古丁的刺激,还来自集体违反健康伦理的刺激。通过沉迷于共同的坏习惯,他们彼此形成了一种认同。这就是帕斯卡尔·布吕克内所说的"受虐狂身份认同"(masochistic identity)——一种通过惩罚来寻求认同重建的集体自我意识。[56]对这样的群体来说,只有通过集体受惩罚才能获得团结感。节食群体也一样,他们不仅是因为减掉了多少体重而团结在一起,还因为他们都违反了节食规定而团结在一起。节食群体共享的正是这些集体的且往往是隐蔽的违规行为和内疚感,但也正是这些把他们与他们试图抵制的东西更紧密地联系在一起。

就这一点而言,遵循但以理计划、5∶2节食法或任何其他节食法,都不只是理性的自我保护、自我创造或符合菲利普·米罗夫斯基(Philip Mirowski)所谓"日常新自由主义"规范的问题。[57]数以百万计的节食者虽然知道自己无法一直坚持下去,而且节食失败实际上可能会让他们变得更胖,还是自愿参与节食,其中也有一些复杂阴暗的原因。节食非但不能消除内疚感,反而会让内疚感持续。虽然内疚感令人不快,但它也能为枯燥的日常生活体验增添某种魅力。如此看来,超重者痴迷于节食就不奇怪了,不可避免的违规行为会让他们选择的堕落变得更加令自己愉快。此外,节食还提供了"额外的收益",可以通过共同的内疚感和违规感让人们联结起来。在一切都被允许、社交纽带越来越脆弱的社会中,为日常生活体验注入一丝冒险的愉悦并抚慰孤独的方法之一,就是节食。

　　内疚发挥着特别重要的作用,不仅是在节食中,而且在更广泛的健康综合征中。保持健康的命令常常附带一条几乎直白的潜台词:如果你不用节食约束自己,不认真监控自己的体重并试图回归某种想象的原始状态(无论是旧石器时代的生活、圣经时代的生活,还是伊甸园的生活),那么你就是一个道德败坏的人。即使你开始了节食之旅,你可能仍达不到目的地。最终的结果当然会是对自己不可避免的犯错产生挥之不去的内疚感。更可怕的是,这种内疚感会变得诱人。它不仅让我们与其他内疚的人团结起来,还让我们与健康综合征的联系更紧密。

　　内疚感可能会带来一些隐性的好处,但这种感觉无法持续,尤其是在我们被强烈要求保持乐观和自信的时候。我们不可避免地无法实现健康命令的要求,并因此产生令人不适的内疚感。处理这种状况的方法之一是把这种内疚感投射到他人身上。正如我们接下来要看到的,最近出现了一个便于投射内疚感的形象,叫作"查夫"(chav),它是"住廉租房且暴力"(council house and violent)或"住廉租房且粗俗"(council house and vulgar)的缩写——两者通用。

## "下等人真臭"

　　当热门电视剧《小不列颠》(*Little Britain*)中的角色薇姬·波拉德(Vicky Pollard)出场时,英国观众一眼就能认出她的原型。

她体现了英国一种众所周知的文化形象——体重超标、性欲过剩、行为失控的劳工女性，身穿运动套装①，对公共安全、社会秩序，特别是中产阶级的审美观和道德观构成了威胁。

詹姆斯·德林波尔（James Delingpole）在《泰晤士报》（*The Times*）上撰文指出："薇姬·波拉德之所以会引起公众关注，是因为这个角色以惊人的准确度反映了当代英国的几大祸害：寻衅滋事的少女流氓帮派，其成员愤世嫉俗、荷尔蒙旺盛、酗酒成性；选择靠怀孕领取社会福利维生的少女妈妈；面色苍白、满腹猪油②、眨眼间就会脱掉内裤的荡妇。"58 德林波尔向我们保证，"这些人确实存在，而且就像威廉·霍加斯（William Hogarth）在《金酒小巷》（*Gin Lane*）③中描绘的那些疲惫不堪的工人醉鬼一样，满身粗俗下流之气，是社会讽刺的对象"。

并非任何立场的人都会热情地欢迎薇姬·波拉德这个角色。针对德林波尔的说法，欧文·琼斯（Owen Jones）反驳道："当然，波拉德是由两个上过私立学校的富家子弟发明的，是白人女性劳

---

① 运动套装（tracksuit）即成套的运动上衣和运动裤。"查夫"群体的标志性穿着之一是在日常非运动场合，甚至要求正式着装的场合穿着运动套装，特别是色彩鲜艳、风格浮夸的昂贵设计师品牌运动套装。——译注
② 满腹猪油（lard-gutted）既是说体型肥胖，也表明了其社会阶层，因为在英国传统中，猪油（lard）、牛/羊油（tallow，由牛/羊肉的脂肪部分提炼而来）等是穷人使用的廉价下等油脂。中产及更高阶级在烹饪时会使用黄油（butter，从牛奶中分离出的脂肪）、橄榄油等油脂。不过近年来新的健康饮食潮流中，猪油又以昂贵的有机健康食品形式出现。——译注
③ 威廉·霍加斯（1697—1764）是英国画家、版画家。《金酒小巷》是他 1751 年的版画，描绘了当时伦敦贫民的生活。画中贫民的形象酗酒、懒惰、丑恶、道德败坏。作者同时还有一幅对应的作品《啤酒街》（*Beer Street*）。画中的商贩、工匠等角色健康、勤奋、生机勃勃。当时英国金酒价格低廉，是贫民生活中仅有的麻醉剂。啤酒则较为昂贵，是中产阶级的饮品。——译注

工的怪诞夸张的讽刺形象。"[59]琼斯在其著作《查夫：工人阶级的妖魔化》(*Chavs: The Demonization of the Working Class*)中指出，这个角色绝非孤例。[60]相反，她只是对劳工大量负面描述中的一个例子。在这些负面描述中，劳工被定义为不负责任、蠢笨无能、滥交成性的。

时常呈现这种形象的一类场合是电视真人秀节目。女性劳工在这些节目中被描绘为酗酒、衣着不得体、在公共场合打架并发生性行为。在对这种现象的分析中，贝芙·斯凯格斯（Bev Skeggs）指出了主流的全国性媒体是如何把女性劳工描绘为"无法无天"的存在。[61]用杰曼·格里尔（Germane Greer）的话来说，她们是"夸张做作的无政府状态"。[62]她们嗓门大、喧闹、满嘴脏话，当然，还酗酒。更重要的是，她们失去了对自己身体的控制。斯凯格斯提醒我们，"减肥真人秀"类型的电视节目正日益增多，例如《国民健康》(*Health of the Nation*)、《人如其食》(*You Are What You Eat*)、《超级减肥王》(*The Biggest Loser*)、《胖瘦饮食交换》(*Supersize vs Superskinny*)，以及《限制级诊疗室》(*Embarrassing Bodies*)。从表面上看，这些节目的设定是由健康减重专业人士负责的饮食干预措施，试图帮助超重者改变生活习惯，改善健康状况，改变别人看待他们的方式，最重要的是，改变他们看待自己的方式。节目的主旨是人们熟悉的：通过在生活中重新控制自我，再次赢得自尊感是有可能的。

尽管减肥真人秀向外界展示的是一副坚决自我赋能的面孔，但斯凯格斯指出，其中暗流涌动。在她看来，此类节目旨在"揭露工人阶级家庭，尤其是母亲，既不知道如何照顾自己和他人，也不愿负起责任"。⁶³减肥真人秀"形象化了对自我负责失败的后果。它们展示了一种主观能动性腐坏变质的景象，一种意志的流行病，以及人们自己要为作出错误选择负责"。⁶⁴这些展示提醒观众不负责任的后果是什么，拥有毫无节制的身体意味着什么。减肥真人秀其实并不是为下层阶级准备的健康教育工具，而是为中产阶级观众设计的。在观看减肥真人秀时，这些中产阶级观众一方面获得道德感和厌恶感，另一方面则享受虐待狂式的娱乐——两者间无缝切换。

在这个嘲笑女性和少数族裔已不被社会所接受的时代，少数几个歧视性喜剧还可以涉足的领域之一是超重。当然，胖子一直都很滑稽，但今日的胖子喜剧形象的显著特点是，我们不仅嘲笑他的肥胖，还嘲笑他在选择生活方式上的无能。一个流行的英国喜剧二人组以此为主题：李·纳尔逊（Lee Nelson）站在舞台上，用插科打诨的方式讲述一个底层查夫的日常生活。表演中最关键的部分不是那些关于青少年家庭环境和福利骗局的逗笑故事，而是由他的搭档扮演的角色——超重的查夫"蛋饼"。这个角色的主要喜剧贡献是在整场演出中坐在舞台上，咧嘴笑着吃零食。

超重的查夫形象从流行文化进入了政界。保守党的卫生部政务次官安娜·苏布赖（Anna Soubry）告诉《每日电讯报》（*The Daily Telegraph*）："过去，学校里最贫穷的孩子被称为'小矬子'，因为他们营养不良。"⁶⁵她话锋一转："极具讽刺意味的是，现在的贫困儿童遭遇营养问题，是因为他们的父母给他们吃了太多的垃圾食品。"她补充道："在我们过去的社会中，最贫困的人群面临食物不充足的问题,这是一个令人心碎的事实。现在,食物量不足变成了大量垃圾食品造成的营养不足。"苏布赖表示,贫困人群不知道该怎样正确饮食。更糟糕的是,他们不知道该怎样安排自己的生活。正如她所说,"有些房子里连餐桌都没有,人们只能坐在电视机前进食"。

在这些对查夫形象的呈现中,始终如一的主题是对食物、酒精、性和浮夸饰品的滥用。这些生活习惯被展现为似乎是因为个人选择或家庭教育出了问题,"查夫式行为"由此成为道德审判的对象。我们被鼓励去观察薇姬·波拉德这样的角色是多么肥胖、病态、嗜酒、粗鲁、俗气。吸引我们注意的正是他们身体上的堕落,以及其中暗示的信息:他们缺乏"照顾自己"的能力。这些评判主要建立在一个基础之上:厌恶。伊莫金·泰勒(Imogen Tyler)认为,中产阶级观众觉得薇姬·波拉德好笑之处,正是她酗酒、说脏话、吸烟。[66] 如果这些不够,她还在公共游泳池里撒尿。这让中产阶级观众从厌恶中得到欢乐。

这些厌恶情绪成为评估公开行为、文化品位、育儿方式、服装选择、性行为和饮食方式的基础。英国中产阶级谈论工人阶级的方式也是基于厌恶话语的。在《通往威根码头之路》(*The Road to Wigan Pier*)中,乔治·奥威尔(George Orwell)指出:

> 这是西方国家阶级差别的真正秘密,是一个资产阶级家庭出身的欧洲人,即使自诩为共产主义者,也要经历一番挣扎才能认为工人与自己平等的真实原因。这个秘密可以用五个可怕的字来概括,如今人们不敢轻易说出这几个字,但

在我小的时候,人们却可以随意提起。这五个字就是"下等人真臭"。67

斯蒂芬妮·劳勒(Stephanie Lawler)指出,对于中产阶级来说,"他们的自我是在与'下等人'的对立中产生的,而下等人唯一的用处是让他们感到厌恶"。68当居高临下的评判目光指向下层阶级时,这种厌恶感自然发生。如今,评判的焦点不再是他们的职业、收入、教育水平或专业贫困调查者可能感兴趣的其他指标,取而代之的是食物、饮料、脂肪、服装和性。劳勒指出,中产阶级试图通过对这些事感到厌恶,更重要的是,通过互相交流这种厌恶,将自己与"恶心"的下层阶级区分开。

厌恶必然是直觉判断。厌恶出于身体反应,不是来自冷静的理性或头脑发热。说某人恶心,就是说他"让你反胃"。这种判断完全基于身体和生理的感受。事实上,大卫·休谟(David Hume)曾指出,很多道德评判的基础是情感而不是理性。他写下了这样一句名言:"理性是,而且只应该是激情的奴隶,除了服务和遵从激情,绝不能扮演任何其他角色。"69道德心理学家乔纳森·海特(Jonathan Haidt)进一步说明了休谟的理论,认为我们在面临道德问题时,往往会迅速作出"直觉判断"。70我们在"直觉判断"之后才能构建基于理性的正当理由。海特和他的合作者通过一系列精彩实验证明了这一点。在这些实验中,实验对象(通常是他们的学生)被要求对一些场景进行道德评估。这些场景会唤起人们的直觉反应,但并不涉及任何实际伤害。一个例子是:"一个人每周去超市买一只死鸡。但在烹饪之前,他会先与这只鸡发生性关系。然后把鸡做熟吃掉。"[71]当被问到这些情景时，大多数实验对象都会在瞬间作出道德评判，宣称这些情景是令人憎恶的。当被问及他们为什么会这样想时，他们很难找到合理的解释。海特和他的团队根据这些实验的结果提出，厌恶等身体情绪是我们道德想象力的原住民，理性是后来才出现的闯入者。因此，反驳这些在瞬间作出的判断，对我们而言是很难的。

无论厌恶感是否有原始的基础，它都会使用安热-玛丽·汉考克（Ange-Marie Hancock）所说的"厌恶政治"[72]谋求好处。在回顾20世纪90年代中期美国总统克林顿的福利改革时，汉考克注意到一个新的形象"福利女王"（Welfare Queen）是如何登上公众舞台的。她是一位单身母亲，通常是有色人种，有多个孩子，靠福利制度获得收入。"福利女王"是查夫在大西洋彼岸的表亲。与查夫一样，她也经常被打上"恶心"的标签。当厌恶进入政治领域时，民主讨论会被尖酸刻薄的独白取代。我们开始假定，一套典型的（恶心的）特征适用于同类群体中的所有人。我们曾有机会感受到的任何一种团结，现在都消失了，我们不再愿意与被贴上"恶心"标签的人交谈，更不用说接触他们。

当我们对某事或某人产生厌恶感时，我们容易作出草率的道德评判。因此，出于厌恶的判断与道德密切相关。多年前，人类学家玛丽·道格拉斯（Mary Douglas）指出，在很多文化中，污物和不洁往往被认为与道德败坏密切相关。[73]例如，很多宗教禁止某些食物、人或行为，因为它们被视为肮脏和危险的，更是道德败坏的。同样，当我们说自己厌恶某人的衣着、习惯或食物时，我们也在暗示这种人在道德上是有缺陷的。

查夫体现了完美人类要避免的生活，体现了与健康爱好者完全相反的特质。他们病恹恹、身材肥胖、不讨人喜欢、对他人漠不关心，而且持明显的消极态度。但他们也是一类方便的对象，可以让那些深陷健康综合征的人把自身的大部分内疚感投射于其上。如果当代英雌/雄错过了清晨的动感单车课，他/她可以打开电视，观看《限制级诊疗室》，然后想想"至少我看起来不是那副德行"，从而获得一点安慰。

对超重查夫的厌恶可能会减缓当代英雌/雄的内疚感，但当代英雌/雄需要自己是一个有爱心、有觉悟、关心社会的人，这两者是矛盾的。为了防止这种潜在的矛盾，一些倡导生物道德的人试图从他们自己构建的完美世界中"伸出援手"。他们复兴了19世纪慈善家的精神，试图拯救那些堕落又恶心的人。他们如何才能做到这一点呢？为那些人提供更好的住房？基本收入？医疗保险？不。答案似乎是：教那些人做一份烤什锦有机蔬菜。

## 佛卡夏面包拯救英国

21世纪头十年，至少在英国，烹饪节目是最受欢迎的电视纪录片类型之一。每一档烹饪节目都提供了一种供观众代入的理想形象。奈杰拉·劳森（Nigella Lawson）是为稍超重、希望把自己不断增长的腰围视为性感曲线的中产阶级家庭主妇准备的；里克·斯坦（Rick Stein）可以让生活枯燥乏味的中年男人把去当地的高档超市购物想象成在地中海异国风情的渔村旅行；休·费恩利-惠廷斯托尔（Hugh Fearnley-Whittingstall）是为周六晚上一边为无趣的朋友准备饭菜,一边想象着乡村生活的沮丧教师打造的;戈登·拉姆齐(Gordon Ramsay)则适合准备下班后把怒火发泄在半头牛上的办公室虐待狂。当然,还有杰米·奥利弗(Jamie Oliver)。

后现代意识形态批评家对杰米·奥利弗特别感兴趣,并不是因为他获得了惊人的成功,建立起了令人印象深刻的多媒体商业帝国,或是将中产阶级的烹饪方式与工人阶级的语言模式巧妙融为一体的能力。准确地说,批评家感兴趣的是他表演一系列花哨魔术的能力:他把有机佛卡夏面包从"河畔咖啡馆"(River Café,伦敦一家定价高昂的能俯瞰泰晤士河的意大利餐厅)里的食物,变成了一种表达稚嫩男子气概的方式(人们可以在阅读软色情杂志和看足球比赛之间的空闲时间制作佛卡夏),又变成了一种与疏远的家人建立真挚情感连接的方式(家人露营旅行时一起用篝火烤佛卡夏),最后转变成了一种可以拯救全世界贫困社区被忽视的儿童的方式。杰米·奥利弗在英国烹饪史上的重要性并不在于他的厨艺、他可疑的魅力,甚至不在于他对衬衫的品位①。他之所以成为英国烹饪史上最重要的人物之一,是因为他把食物变成了一种道德干预措施,可以用于纠正几乎所有的社会和个人问题。他一直是一种当今广泛流行信条的主要倡导者:吃得好可以让你成为一个道德层面的好人——即使这违背你自己的意愿。

或许奥利弗最惊人的才华例证,以及他成为烹饪意识形态先

---

① 杰米·奥利弗在节目中通常身穿各种休闲衬衫,其衣着品位饱受诟病,曾有美国媒体称他的衬衫形象是"英国除疯牛病之外最糟糕的出口商品"。——译注

驱的原因,是他开创性的电视节目《杰米的校餐》(*Jamie's School Dinners*)。在这部著名的系列纪录片中,奥利弗尝试通过改变学校食堂在午餐时供应的食物来改变一所贫困地区学校里孩子的生活。此片的开头常规地列举了关于未成年人肥胖问题激增的骇人事实:青少年普遍缺乏运动、他们的饮食中有大量脂肪和糖分,以及这种状况带来的严重长期健康风险。其中包括一种令人担忧的食物,名为"扭扭火鸡条"(Turkey Twizzler),是一种原料可疑的冰棍状肉制品。当我们了解到这座烹饪监狱里的"囚犯"被迫吃这种令人作呕的食物时,抽象概念变得更加具体。设置好背景后,奥利弗发起了一场运动,目标是改变伦敦南部一所学校的菜单,从而改变学童的生活。汉堡和薯条出局,烤蔬菜登场。让这个故事更具戏剧性的是,这位善良的大厨和他的团队很快就遭遇了反抗。反抗来自劳累过度的食堂工作人员、偏爱不健康食物的孩子,以及这些孩子的家长——因为心疼孩子而把高脂肪食物(比如薯条)递进了学校。

像所有善良的英雄一样,奥利弗战胜了这些反对意见。方法包括说服工作人员站在他这一边,教导孩子们认识蔬菜,鼓励学生品尝他制作的食物,以及向家长宣传健康饮食的好处。所得到结果不仅被视作在这所学校获得的胜利,也被认为是在全国各地学校都可以获得的胜利。超过 25 万名愤怒的公民动员起来联名请愿,呼吁学校食堂提供更好的食物。托尼·布莱尔(Tony Blair)等英国政府官员回应了请愿,并作出了一些态度诚恳的承诺,表示所有儿童都应该在学校获得健康的膳食。更为具体的进展是,一些地方政府禁止了学校供应"扭扭火鸡条"和软饮料等格外令人反感的食物。中央政府还拨款 6 000 万英镑建立了学校食品信托基金。这些成果,再加上公众讨论中对学校食品态度的变化,让很多人认为奥利弗通过朴实的福卡夏面包发起了一场"食品革命"。

奥利弗从不放过任何宣传的机会。他在一系列后续的电视节目中继续推动他的"食品革命"。首先,他回到了这一切开始的那所学校。他发现了一些令人担忧的迹象,表明他的食品改革措施中有很多未能持续。按照他的菜单提供餐食的学校食堂正在亏损,学生们带着各种垃圾食品返回学校。为了解决这些问题,奥利弗推动了一系列措施,其中包括"垃圾食品大赦"。这个措施要求孩子们上交不健康食品,就像在"枪支大赦"中上交枪支一样。奥利弗毫不气馁,他发起了一场运动,将"食品革命"进一步推向林肯郡(Lincolnshire)的学校。他说服了林肯郡当地的酒吧和餐馆开放它们的厨房,用于为附近的学校准备餐食。

在一档后来的节目中,奥利弗将他的美食征途延展到南约克郡(South Yorkshire)的罗瑟勒姆(Rotherham)。之所以选择这里,是因为它被认定为英国肥胖问题最严重的城市。这里也是反对奥利弗食品革命的主要人物之一——朱莉·克里奇洛(Julie Critchlow)的家乡。为了抵制奥利弗的健康烹饪运动,克里奇洛女士隔着学校的栅栏,把汉堡、薯条和薯片递给她的两个孩子。这个行为被记录下来,并获得了短暂的全球媒体曝光。当克里奇洛女士被指责喂给孩子会导致肥胖的食物时,她回应道:"我们都知道孩子们喜欢什么食物,肯定不是意式玉米糊。"[74]随着她对奥利弗食品革命的反抗广为人知,她逐渐成为反生物道德的偶像。

为了应对这种强烈反对,奥利弗会见了一位名叫娜塔莎、有两个年幼孩子的单身母亲。她被选中大概是因为她对烹饪知之甚少。在采访期间,她在摄像机前展示了家里堆满垃圾食品的冰箱。这场面让奥利弗迅速退出房间,跑回他的路虎车上,绝望地说:"见鬼了……这里是大不列颠。现在是 2008 年。我去过南非的索韦托(Soweto)贫民窟,我在那里看到艾滋病孤儿吃的东西都比这强。"这次震撼的经历促使奥利弗推动新一轮的革命。这一次,他向那些缺乏或完全没有烹饪知识的成年人传授基本烹饪技能,并鼓励他们把这些技能传授给更多人。他制作了名为《食品部》(*Ministry of Food*)的节目,旨在向社区成员伸出援手,并教导他们烹饪艺术。这个名称让人回想起第二次世界大战期间英国政府成立的食品部,指向英国文化中最受欢迎的意识形态主题之一:面对战争的蹂躏,人类仍追求繁荣和团结。在取得进展同时,奥利弗也面临一些抵抗,其中包括在当地足球场上全体球迷合唱《谁把派吃光了?》(*Who Ate All the Pies?*)①等足球助威歌曲,嘲笑他的食品道德说教。尽管很多当地人对这场食品革命不以为然,但英国各地的十六个地方议会还是支持了这项措施,并开设了五家"食品部"中心,虽然其中几家现在前途未卜。

在这些电视节目中,我们看到了生物道德的所有组成部分。我们被引导对人们的饮食感到厌恶。在《食品部》中,通过展示罗瑟勒姆的居民"看不懂食谱、不会用炉灶、不会捣土豆泥""不知道水烧开时是什么样子",甚至不知道该如何"喂养自己的孩子",观

---

① 这首歌通常被用于嘲笑场上身材较胖的球员。——译注

众的道德义愤被激发出来。[75]虽然阶层问题一直摆在我们面前，但这些问题还是被重新包装成"生活方式"问题。我们被提醒，每天晚上吃薯条蘸咖喱酱不仅是对健康的侮辱，而且是破碎大不列颠的道德广泛衰退的迹象。最后，我们被恳求，每个人都应该对自己的健康和福祉负责——在节目中，你可以得到一位友好名厨的帮助。《食品部》试图用电视真人秀的方式"使教育程度和收入较低的人群达到中产阶级的生活标准"。[76]其中隐含的中心思想似乎是我们不应该为了解决严重的社会问题而要求国家干预，因为那只会制造更多的问题。相反，我们需要的是一些人所谓的"道德企业家精神"，凭借一位鼓舞人心的榜样改变人群，并激励人们通过正确饮食对自己的健康负起责任。[77]

这场食品社会运动的震撼之处并不是杰米·奥利弗能够建立起一种奇特的生物道德全景监狱——在这种全景监狱中，每一个吃蔬菜分量不对的人都会受到数百万人的关注。[78]真正令人震撼的是，这场运动作出了一种大胆的假设，即严重的社会政策问题（英国贫困儿童的教育问题）可以通过大张旗鼓的饮食干预措施来解决。《杰米的校餐》及在它之后出现的一系列社会运动类美食节目背后隐藏着一种信念，即只要通过食物进行简单的身体干预，一系列众多宏大的社会和经济问题可以放置一旁。《杰米的校餐》中含有一个假设，即决定这些孩子命运的并不是更宏大的政府教育政策、英国社会根深蒂固的阶级结构、系统性失业，甚至全球性资本主义的不确定性。相反，决定这些孩子命运的是他们吃进嘴里的食物。从这个意义上说，"扭扭火鸡条"之所以成为一件可怕的东西，并不是因为它的成分不明、颜色令人反感，或是因为它表面满是闪亮的油脂。观众觉得它如此恶心,其实是因为这根冰棒形状的肉制品代表了各种形式的歧视、不公和羞辱,而这些歧视、不公和羞辱正是那些学童现在,乃至于在他们的余生中,经常要遭遇的。

为什么《杰米的校餐》引起了如此广泛的共鸣?可能是因为它切中了一个被广泛接受的假设,即政治干预(更不用说宏大的政治意识形态)只有在回避更大的问题(例如福利国家),而专注于范围日益狭窄的行为干预时,才是有用的、可接受的。有关政府服务、行业政策、性别角色或更普遍的英国阶级制度问题都被排除在议程之外。唯一可接受的政治行动形式是更换菜单和开设一些烹饪课。出于某种感伤情绪,杰米·奥利弗这样的中产阶级改革者常常会突然意识到世界的苦难,并宣称"必须作出改变",但这种感伤情绪却被引向越来越狭窄的领域。虽然这种狭窄领域的改变尝试实际上会把更宏大、更关键、更具有政治重要性的问题搁置到一边,但它可以让被激怒的中产阶级社会活动家相信自己确实做了一些有价值的实事。

这就是生物道德的逻辑:它给人一种沾沾自喜的正义感,让你觉得自己站在道德法则的正确立场上。如果人们能更像你,或者说更像杰米·奥利弗,世界将会变得更加美好。不仅更快乐,而且更健康。

## 第三章
# 幸福教义

既然咱们很快活,那现在该干什么?
——塞缪尔·贝克特(Samuel Beckett),
《等待戈多》(Waiting for Godot),1953 [1]

## 如何才能真正幸福

"我觉得人生可以分成可怕和可悲两种。"伍迪·艾伦(Woody Allen)饰演的能说会道的神经质角色在书店里一边找有关死亡的新书,一边对女友安妮·霍尔(Annie Hall)这样说。他解释道,可怕的人生包括绝症患者、盲人、残疾人。"其他人是可悲的,"他继续说,"所以你应该庆幸自己的人生很可悲,因为可悲已经非常幸运。"

马丁·塞利格曼(Martin Seligman)是积极心理学的主要倡导者,可称为这门学说的"大祭司",他并不认为可悲的人生是幸运的。他认为,弗洛伊德式的谦虚被过誉了。把歇斯底里的痛苦变成普通的不快乐，根本算不上什么成就。对于塞利格曼来说，问题应该是："如何把你的生活分数从正二分提升到正七分，而不只是从负五分提高到负三分。"[2]塞利格曼认为，幸福就像一台巨大的高保真音响，可以把音量调高，发出更大、更丰富的音乐声。你只需要全心全意去做这件事。正如励志心灵导师齐格·齐格勒（Zig Ziglar）所说："我超级棒，但我还会变得更好。"[3]

塞利格曼于 1997 年当选美国心理学会主席后，把积极心理学作为他任期的施政纲领。这意味着他要把心理学的研究取向调整到积极一面，而非消极一面。他认为消极心理学是弗洛伊德抑郁时代留下来的不幸遗产。为什么不去关注积极一面，找出造福世人的良方呢？于是，塞利格曼和他的同事们成功发起了一场运动，将价值百亿美元的自我提升产业、戈尔达克所说的"坏科学"[4]，以及简化版的边沁口号"最大多数人的最大幸福"结合在一起。

但是，积极心理学，或者，更准确地说，积极思维（positive thinking），并非始于塞利格曼。它有悠久的历史。记者芭芭拉·埃伦赖希（Barbara Ehrenreich）在她的《不笑就得死》（*Smile or Die*）[5]一书中将其起源追溯到加尔文主义。加尔文主义这个基督教教派虽然有多种分歧的教义，但都强调自我反省和努力工作，它并没有积极向上的基调。埃伦赖希认为，将其描述为"社会性强制抑郁"更为恰当。[6]加尔文主义似乎非常适合美国 18 和 19 世纪的艰难时期，但随着 19 世纪中期的繁荣时期到来，它逐渐不再受欢迎。大约在这个时期，即 19 世纪 60 年代，一场新的社会运动兴起了，这就是新思想（New Thought）运动。它是爱默生式的自然崇拜、史威登堡式的神秘主义和一点印度教教义的怪异混合体。与加尔文主义相反,新思想运动认为人类是神圣的造物,拥有无限强大的思想。以正确的方式使用思想的力量可以帮助人类克服生活中的任何困难,包括身体疾病。

因此,当我们进入 19 世纪后半叶,加尔文主义已被视为敌人,被指责为疾病之源。即便如此,我们仍然可以在积极思维中辨别出一些加尔文主义的特征。正如埃伦赖希指出的,积极思维"最终保留了加尔文主义的一些更有害的特征——严厉的评判主义,呼应了加尔文主义对罪恶的谴责,以及坚持不断进行自我反省的内心劳动"。[7]这就是积极思维的本质:它结合了魔幻的思维(只要有积极态度,你就能做到任何事)和对个人责任的坚持苛求(如果失败了,那就是你自己的错)。

1952 年,诺曼·文森特·皮尔(Norman Vincent Peale)的《积极思维的力量》(*The Power of Positive Thinking*)一书出版,让大众注意到了积极思维。[8]皮尔深受新思想运动影响,曾是卫理公会牧师,后转为新教牧师。他在书中提出了关于如何重新赢得自信的新福音派思想。根据他对基督教教义和新思想运动的理解,皮尔在书中提供了实用的指南,以帮助普通人克服日常生活的磨难。虽然该书的主旨会吸引很多不同类型的人,但它完美的目标读者是那些自尊心受挫、亟须增强自信的孤独推销员。在这本书的开头,皮尔讲述了一个故事:一位处于精神崩溃边缘的推销员绝望地请求他的指导。这位推销员正要完成一项生死攸关的交易。皮尔请他冷静下来,然后告诉他一些可以增强信心的语句,让他一遍又一遍地重复,直到恢复镇定。当然,皮尔成功了,而且不客气地归功于己。他为自己这种爱表功的态度辩解道,谦虚的语言风格不适合励志类书籍。

这本书用煽情的小故事和机智的语言来说服读者，告诉读者可以用思想的力量实现非凡之事。根据这种叙事模式，你的整个人生都是由你的态度决定的。皮尔等人的任务就是为读者提供一些指导。皮尔在《积极思维的力量》的开头写道："本书扼要叙述的体系是一种完美而神奇的方法，读者可以用它获得成功的生活。"[9]再说一遍，励志类书籍不需要谦虚的语言。

积极思维的一个重要组成部分是对成功的许诺。它直指人们的梦想，即让自己飞快地登上美国社会的显赫地位，坐拥非凡财富和有围栏的花园豪宅。从戴尔·卡耐基（Dale Carnegie）1936年的《人性的弱点》（*How to Win Friends and Influence People*）到拿破仑·希尔（Napoleon Hill）1937年的《思考致富》（*Think and Grow Rich*），这种对成功的关注在第一代自助书籍中占据了核心地位。

第一代自助书籍的经典叙事通常涉及一个在生活逆境中挣扎的人。在积极思维的帮助下，这位抗争者得以凭借自己的力量扭转乾坤。这种类型化角色的例子之一是肥皂推销员 S.B. 富勒（S.B. Fuller）。畅销书《积极心态带来成功》（*Success Through a Positive Mental Attitude*）中讲述了他的故事[10]，这本书是拿破仑·希尔的晚期著作之一，由他与 W. 克莱门特·斯通（W. Clement Stone）合著。有一天，富勒"开始想变得富有"。他全神贯注于自己想要的目标，并将这种心智模式完全融入他的生活。最终，财富和成功降临到他身上。希尔和斯通告诉读者，"这里需要注意的重点是，S.B. 富勒最初的条件比我们大多数人都差。"[11]他们以此暗示读者,你也可以成为 S.B. 富勒,改变你的生活并变得富有(或是获得其他方面的成功)。

成功与快乐常常肩并肩出现。这意味着,快乐开启了无限的可能性:结识新朋友、变得富有、与自己的内心建立更亲密的关系。在《等待戈多》中,弗拉季米尔(Vladimir)要求爱斯特拉冈(Estragon)说他很快活,"即使这不是真的"。爱斯特拉冈最终答应了朋友的请求,说自己很快活,然后问:"既然咱们很快活,那现在该干什么?"在贝克特看来,快乐是否能带来任何结果是值得怀疑的,但积极思维的支持者认为,快乐是通向生活中一切美好事物的关键。

一切都始于快乐。自助指南类书籍中经常引用 20 世纪初的神学家阿尔贝特·史怀哲(Albert Schweitzer)的名言:"成功不是快乐的关键。快乐是成功的关键。"但这种假设并不只在流行心理学和自助指南中出现。很多学者都相信,快乐和心理健康"会带来更高的收入水平、更成功的婚姻和友谊、更好的健康状况,以及……更好的工作表现"。[12] 有些人反对这种因果解释,他们认为真相可能是相反的:在把金钱看得很重的社会里,高收入会让人们感到更快乐,或者至少可以防止他们不快乐,因为高收入人群不必为房租或食物费用忧心。但积极思维及众多类似的自助理论坚持认为,成功始于快乐。这是它们的基本哲学前提。心灵比物质更强大。快乐程度(积极思维想当然地认为我们对快乐有更大的控制力)决定了我们的生活水平和工作机会。

尽管"快乐是富足、成功生活的关键"这个信条没有遭到争议,但关于幸福的定义却众说纷纭。皮尔和他的追随者主要的交流对象是孤独的推销员和其他为生计挣扎的人。对他们而言,关键问题是如何增强这些交流对象实现其目标的信心——无论是防止妻子离开,还是成功达成下一笔生意。如果笑容是假的,那就假吧。有效果,才是最重要的。在这个时代,形象的作用至关重要,人们根本无暇辨别真假。正如齐格勒建议的,"当你提升自己的形象时,你的业绩也会随之提升"。13

与此同时,对于像迪帕克·乔普拉(Deepak Chopra)①等人来说(他的作品可能更多面向那些生活不幸而渴望更深层次精神体验的家庭主妇),真正的问题不在于改善自己的形象,而是找到真正的、真实的自我。"真实的自我超越形象,"他写道,"它存在于不受他人好恶影响的层面上。"14因此,我们需要把真正的幸福与虚假的幸福仔细区分开,虚假的幸福建立在盲目、自私地追求名利的基础上。拉斯·哈里斯(Russ Harris)在《幸福的陷阱》(*The Happiness Trap*)15一书中指出,我们对幸福的含义一直有误解。长久以来,我们一直在追求错误的东西,这造成了相当大的不幸。他继而宽慰地说,这种情况可以被改变,只要尝试他全新的革命性疗法——"接受与承诺"疗法,你将不仅能够幸福地生活,而且能够以正念的方式生活,与自己和他人和平共处。

这成为自助类书籍的首要主题。以前的书都误解了幸福真正的含义,它们太肤浅,甚至社会也误解了幸福的含义。真正的幸福无法通过遵循社会赋予我们的准则在外部世界找到。正如

---

① 迪帕克·乔普拉是美国印度裔心灵导师,提倡"身心医学",主张心灵意志可以解决一切身体问题。——译注

尼古拉·菲尼克斯(Nicola Phoenix)在《重获幸福》(*Reclaiming Happiness*)一书中写道的:"我们拼命想要得到的外在事物转瞬即逝。"[16]相反,我们需要观向内心,找到一种更可持续的幸福,超越以豪华汽车和漂亮房子为幸福的社会规范。甚至连美国社会的支柱——消费主义和商业主义,也受到了自助类书籍的质疑。菲尼克斯写道:"过度消费至少让我们知道,拥有更多物质也并不会让我们幸福。"[17]托马斯·比恩(Thomas Bien)在《佛陀的幸福之道》(*The Buddha's Way of Happiness*)中批判性反思了可口可乐题为"开瓶幸福"(Open Happiness)的广告,声称"认为某种产品会让我们幸福的想法甚至经不起最粗略的审视"。[18]但是,这种以真实为导向的幸福观强调幸福的内在本质,与诺曼·文森特·皮尔提倡的幸福有一些重要的共同点:归根结底,幸福是一种选择。幸福是一种对世界的价值取向,既然它是你的取向,你就可以改变它。可以听听维罗妮卡·雷(Veronica Ray)和她的《选择幸福》(*Choosing Happiness*)一书怎么说。她首先将幸福描述为一种没有对抗的精神状态:"幸福是我们内心中'一切都没问题'的感觉。幸福是免于恐惧、困惑和冲突。它是一个安宁、满足和喜悦的境况。它是心灵的平静。"然后,是关键的一句话:"我相信,我们要了解的关于幸福的最重要事情是,幸福是一种选择。它等着我们得到它。它就在我们每个人的心中。"[19]

马丁·塞利格曼是诺曼·文森特·皮尔的直系继承者。他宣扬同样的个体福音:幸福(以及成功)是个人可以自由作出的选择——即使从物质条件来看,情况似乎相反。然而,塞利格曼小心翼翼地与皮尔和那一代人保持距离。对塞利格曼来说,幸福是一块神圣的领地,需要保护它免受假先知的亵渎;在他看来,皮尔是一个廉价的幸福贩子。塞利格曼认为他自己和他的方法才是货真价实的。他经常强调,他的方法是基于科学的,与积极思维完全不同。后者的基础只是一系列旨在帮助绝望者重拾自信心的虚假小故事。塞利格曼在他 2003 年的畅销书《真实的幸福》(*Authentic Happiness*)中写道:"重要的是,要注意到这种方法与所谓'积极思维的力量'之间的区别,积极思维往往是在没有证据,甚至是在面对相反证据的情况下,仍试图相信诸如'每一天,在每一个方面,我都在变得越来越好'之类的乐观言论……很多受过教育、接受过批判性思维训练的人都未能抵抗住这种盲目的鼓吹。"[20]

如果说皮尔是为孤独的推销员奋笔,帮助他们撑过一天,那么塞利格曼则是为受过教育的阶层挥毫,帮助他们区分自己真实的幸福感与他人虚假的幸福感。这正是幸福研究的一个重要维度,即证明他们的幸福版本——或者说他们的美好生活版本——如何比他人的更真实。英文教授埃里克·G. 威尔逊(Eric G. Wilson)在《反对幸福》(*Against Happiness*)一书中严厉抨击了贩卖幸福的产业,以及它发出的所有人都应该幸福的命令。在他看来,科技瓦解了我们的人际关系,百忧解和帕罗西汀这些抗抑郁药物破坏了我们对情绪的感受力,我们居住的城市变成了大型购物中心,政治沦为廉价的娱乐。然而,我们对这种肤浅幸福的痴迷,比其他任何事情都更严重地破坏了我们与现实的关系。威尔逊毫不掩饰他对那些幸福追求者的蔑视。他写道:"这些梦想说到底都是妄想,而且是自恋的妄想。它们将真实的体验变为它们的殖民地。它们把帝国主义的自我强加给世界。它们把差异性简化为同一性。"[21]这些被威尔逊视为异类和劣等的人,归根结底是坏人,因为他们不懂得如何按照有意义(标准由威尔逊认定)的原则来生活。威尔逊总结道:"结论就是,那些追求幸福的人最终根本不懂怎么过自己的生活。"[22]

威尔逊不会乐意自己被拿来与塞利格曼相提并论。威尔逊是一位受人尊敬的英文教授,言语中总是提到他的普鲁斯特作品收藏,并充满感情地(尽管并不是很有洞察力地)写关于布莱克、狄金森、柯勒律治和济慈的文章。但是,如果把塞利格曼与诺曼·文森特·皮尔或齐格·齐格勒相提并论,塞利格曼也会受到伤害。塞利格曼在一所顶尖大学担任受人尊敬的教职,热衷于展示他对艺术和文学的兴趣。他认为,如果你在"毒品、巧克力、无爱的性、购物、自慰和电视节目"中寻找幸福,那么真实的幸福就不会降临到你身上。[23]齐格·齐格勒并没有真的鼓吹把毒品和自慰作为通往幸福的途径,但只要在 YouTube 上看一段齐格勒的视频,你就会明白塞利格曼为什么要跟他划清界限。

这也是需要我们在生物道德时代理解幸福的方式。幸福不只是对个人的道德命令。仅仅是外向活泼、引人注目和机敏灵活还不够,人们还必须把这些特征融入自己的人格,使它们显得自然,并与真实的自我一致。

幸福命令的悖论就在于此。一方面,幸福命令要求我们改变态度、坚定意志。它说如果我们把注意力都放在生活的积极面上,美好的事情就会降临到我们身上。在这种说辞中,幸福只是个人的一种选择,任何人只要愿意改变自己的态度,都可以获得幸福。另一方面，幸福命令又告诫我们不能欺骗自己、假装幸福。它说幸福是一种深层次的情感，不会轻易降临，至少真正的幸福不会。并非人人都能获得真正的幸福，要想得到它，你必须彻底改变自己，戒掉巧克力，戒掉自慰，经常去博物馆看展览。虽然这里仍把幸福视为一种选择，但并非所有人都有资格选择幸福。

## 关于幸福的坏科学

塞利格曼宣称，积极心理学与积极思维毫无相似之处。毕竟，他的幸福概念更深邃。对塞利格曼来说，幸福的生活是去博物馆欣赏莫奈的《睡莲》，待在家里阅读感伤的文章，在森林里长途漫步并聆听鸟鸣。他提倡一种可持续的、真实的幸福。在他看来，这种幸福与那种打包出售的快餐式浓缩幸福毫无共通之处。

对塞利格曼来说，幸福不只是真实的，也是科学的。1997年发起积极心理学运动时，塞利格曼面临着一个艰巨的挑战：如何说服学术界，让他们相信他的幸福概念具有科学合法性，是一个值得进行学术研究的课题。塞利格曼面临的最大障碍之一，是说服他的学术同行，积极心理学并不是规范性①大众心理学。虽然它的基本前提，即积极的态度会导向伟大的结果，确实带有一点规范性色彩，但塞利格曼找到了解决这个问题的方法。他同意科学必须是描述性的，而非规范性的，然后补充道："积极心理学的

---

① 规范（normative）与实证（empirical）相对，是指基于某些观点或价值判断，从理论上对研究对象进行纯粹的逻辑思考和数学演绎，得出形式为"应该怎样""怎样才是合理的"的结论。——译注

任务不是告诉你应该乐观、灵动、善良或幽默,而是要描述这些特征的结果,例如,乐观可以降低抑郁风险,改善身体健康,取得更高的成就。"[24]我们可以想象,一位咄咄逼人、保护欲过强的父亲也会用同样的言辞来引导女儿正确的行为方向:"我的任务不是告诉你不应该穿短裙或高跟鞋,我只是向你描述这样做的后果。"

芭芭拉·埃伦赖希想进一步了解积极心理学的科学依据。她直接去找信息的源头,与塞利格曼取得联系,相约在他宾夕法尼亚大学的办公室见面。在漫长的等待后(显然他还有一些更紧急的问题要优先解决),他坚持要带她到博物馆看莫奈的《睡莲》。到达博物馆后,他建议他们去听一场关于习得性无助(他之前的研究方向之一)的公开讲座,但讲座已经座无虚席。

关于塞利格曼的著作《真实的幸福》,埃伦赖希提出了一系列问题。她说:"我发现这本书和他本人一样难以捉摸。"[25]她对书中的"幸福方程式"特别感兴趣,将其描述为"他书中最恼人的伪科学断言之一"。这个方程式是"$H = S + C + V$",它的含义是一个人的幸福持久度(H)由三个因素决定:幸福范围(S)、环境(C),以及你可以改变的事情(V)。换而言之,幸福是由你的人格特质和你所处的环境决定的,其中一部分比其他部分更容易改变。埃伦赖希对这个方程式的科学依据表示怀疑,她问:"测量单位是什么?"塞利格曼不情愿地解释说:"C可以分解成二十项不同的环境因素,例如宗教和婚姻。"[26]埃伦赖希试图让他给出一个内容更详细、条理更清晰的解释,但她未能如愿。"很明显,塞利格曼想要一个方程式,"埃伦赖希在她的评论中总结道,"因为方程式看起来更科学。"[27]

尽管塞利格曼未能在埃伦赖希的采访中对其研究的科学严谨性给出令人信服的解释，但事实证明，他在影响学术同行方面取得了巨大的成功。自20世纪90年代末以来，积极心理学成功地与积极思维的传承脱离了关系，成为一门独立的分支学科，吸引到了源源不断的外部资助，把幸福研究引入了大学课程，甚至拥有了自己的学术媒体《幸福研究期刊》(Journal of Happiness Studies)。

对这个新研究领域最感兴趣的学科之一是商业研究。这没什么可奇怪的，商学院与科学之间的关系一直很复杂，而且有悠久的把意识形态重新包装成学术研究的传统。商学院精心设计的积极心理学版本一直遭到质疑，不仅是因为它们建立在不可靠的假设之上，还因为它们似乎是一种资本主义愿景的前兆。这种愿景把剥削和等级制度鼓吹为公共利益。

这正是商学院在20世纪初兴起时必须解决的关键问题：如何使自身的存在合法化，并让全世界相信商业管理者是对社会福祉至关重要的大善人。工业工程师弗雷德里克·温斯洛·泰勒(Fredrick Winslow Taylor)通常被看作一位商业管理领域的先驱科学家，在设计提高工作效率的新方法方面有所建树。为了设计这种方法，他观察了工人搬运生铁的过程，用秒表计时，并做了一些粗略的估计和计算（其粗略程度会让统计专业的本科生感到脸红）。他得出的结论是，工厂不但可以通过加强控制让工人更快、更高效地工作，而且迫切需要受教育水平足够高，能理解先进"科学"管理原则的管理者。泰勒是这样说的："搬运生铁的科学太伟大，内容太多，最适合做此类工作的工人不可能理解这门科学的原理。"[28]通过给这种管理方法贴上"科学"标签（尽管它的内容只是买一块秒表用来计时,以确保人们在更严密的控制下更艰苦地工作),泰勒为管理者的角色赋予了合法性。科学管理成为证明管理者优越地位的一种方式,并把管理者与体力劳动者明显分开。马修·斯图尔特(Matthew Stewart)推测:"从形而上学的角度来看,人们可以说泰勒是一个'二元论者':头脑与体力的二元论。他坚信,这两者极少会在一个人身上同时存在。"29

泰勒的科学管理理论很快就陷入了合法性危机。它体现出毫无必要地苛刻和剥夺人性。20 世纪 30 年代,埃尔顿·梅奥(Elton Mayo)和人际关系运动提供了一种新的管理方法。它的认知基础是人并非铁石心肠的,而是有情感的。人际关系运动的观点是好的管理者与糟糕的管理者之间的区别,在于好的管理者有能力驾驭人们的情感,塑造更高效的工作环境。对员工给予认可,你就会得到成倍的回报,这是梅奥和他的同事接下来推广的新式管理建议。他们和泰勒一样雄心勃勃地想要从工人身上榨取尽可能多的能量,但他们认为,可以用更巧妙的方法实现这个目标。于是,一个剥削的新纪元诞生了——它戴着人性的面具。

自梅奥时代以来,商学院坚持认同"快乐的员工生产力更高"这个假设。快乐会提升生产力(并非生产力高会提高快乐水平)这个假设在此至关重要。例如,肖恩·埃科尔(Shawn Achor)在《快乐竞争力》(*The Happiness Advantage*)一书中写道:"等候快乐会限制我们大脑成功的潜能,而培养积极的大脑会提高我们的动力、效率、韧性、创造力和生产力,从而提升工作表现。"30 埃科尔随后补充了一个此类书籍中典型的解释:"这个发现已被数以千计的科学研究证实。"31

杰拉尔德·E. 莱德福（Gerald E. Ledford）在《组织行为学期刊》（*Journal of Organizational Behavior*）上发表的一篇文章中称，"'快乐的工人才是有生产力的工人'这个主张在管理的意识形态中根深蒂固。"[32]他继续评论说，"人们认为这个主张掩盖了劳资冲突的正当理由，过分强调士气低落的社会性原因而非经济性原因，并鼓励管理层操纵员工"。[33]换而言之，这些研究是在重新包装一种宣扬个人要负终极责任的意识形态。

稍后我们将回到幸福研究的意识形态本质这个话题，现在我们先指出幸福研究最明显的局限性，即自我报告。参加这些调查的人随时都可以选择不诚实的回答，但问题远不止于此。在一项著名的关于生活满意度的研究中[34]，研究团队证明了这些调查的答案会受到哪怕是最微小的环境变化的影响。在填写调查问卷之前，调查对象被要求去另一个房间里复印一些文件，其中有一半人的文件里被放置有一个十美分硬币。研究结果显示，那些"意外"发现硬币的调查对象的生活满意度远远高于另一半人。

自我报告还引发了一些基本的存在性问题，例如我们是否能够像管理银行账户一样管理自己的情绪和情感。精神分析的基本观点之一是我们与自己的关系并不是透明的。潜意识会在我们的生活中以意想不到的方式出现。弗洛伊德有一项伟大的发现：我们并不能完全控制自己的思想。他在1917年写道："自我感到不安，即使在自己的家园——心灵中，它的力量也遭遇了限制。"[35]换而言之，我们无法自我掌控。

说到幸福，情况就更复杂。吉奥乔·阿甘本（Giorgio Agamben）指出，"幸福的人不可能知道自己是幸福的"，因为"幸福的主体本身不是一个真正的主体,也并未获得某种形式的意识。"[36] 幸福是狡猾的、脆弱的、难以捉摸的。它一直奔跑,永不停歇。它在平淡的时刻带给我们惊喜,在我们最期盼它的时刻消失不见。正如帕斯卡尔·布吕克内所说:"没有人能够确定自己是否真的幸福,单是提出这个问题就已经破坏了答案。"[37]

但是,这些洞察没有阻止政客们提出这个问题。政客们不仅向他们自己,也向广大民众提出了这个问题。他们是否破坏了答案是另一回事。正如我们将要看到的,他们可能对寻找幸福的实际答案不太感兴趣,而更想利用"幸福"这个词来合法化某种特定形式的政治观点。

## 残酷的政治:当戴维遇见马丁

马丁·塞利格曼和芭芭拉·埃伦赖希的会面是灾难性的,至少从她本人的描述来看是这样。他们话不投机,我们可以有把握地认为他们没有保持联系。但是,在这次会面后,一位更重要的人物——英国首相戴维·卡梅伦联系了塞利格曼。与烦人的埃伦赖希不同,卡梅伦的动机是诚恳的。他不会对幸福方程式作出尖酸刻薄的评论。卡梅伦认为塞利格曼是一位受人尊敬的教授,是其所在领域的先驱,并对塞利格曼表现出相应的尊重。卡梅伦提出的那些问题也让塞利格曼舒心:他想知道塞利格曼的积极心理学愿景能否成功应用于整个国家,促进国家繁荣发展,从而不再需要向公共服务事业进行昂贵又多余的拨款。

卡梅伦对"幸福"这个概念着迷已久。2005 年刚刚就任保守党领袖时，他就首次提出了幸福指数的主张，但直到 2010 年，他才宣布了衡量英国国民幸福指数的计划。卡梅伦在当年 11 月的一次演讲中解释道：

> 如果你的政治目标是帮助人们过上更好的生活——这也是我的目标——而且你从直觉和大量证据两方面都确定，只靠经济繁荣无法带来更好的生活，那么你就必须采取实际措施，确保政府在关注经济增长的同时，也适当关注民生。这就是我们正在努力做的事。[38]

胸怀与积极心理学家一样的勇气，他既提到了自己的直觉，也提到了大量证据，却故意忽略它们之间的具体关系。更有趣的是，他人为制造了一种新的分裂："人们担心，谈论幸福感表明本届政府在某种程度上不再把经济增长作为首要关注点。"接着，卡梅伦又安慰他的听众说："我绝对清楚，我们的当务之急是推动经济发展……我们正在努力为民众创业提供便利，我们正在削减企业税，我们正在支持创业者。"

卡梅伦坚持认为，幸福感与创业精神并不互斥——这可能是他从积极心理学中学到的。幸福感并不会制造出脱离现实的嬉皮士，那种会搬到森林里并消失于一片致幻蘑菇之中的人。恰恰相反，幸福感会造就更多勤恳负责的人，他们工作全力以赴，而且很少需要医疗服务；因为，正如我们将看到的，积极的态度被认为是一种有效的医疗手段。

卡梅伦推动这个举措的时机值得注意。此时学生们刚刚走上街头抗议高昂的学费,工会正在动员力量,准备采取行动反对政府削减公共开支的计划。金融危机爆发后,经济前景一片惨淡。在一场预计将沉重打击普通民众的经济衰退期间,发起一项全国范围的幸福感调查,多少令人感到有些奇怪。

然而,卡梅伦的看法不一样。他并不认为福利国家会带来幸福感。如果说福利和幸福感有什么关系的话,他认为福利会抑制幸福感,因为福利会诱使人们变得懒惰,阻止他们向上发展。但是,福利与懒惰的关系,其实并不重要。如果你研究一下积极思维传递的信息,就会发现,它认为经济衰退和公共开支紧缩——实际上,几乎所有形式的外部环境——对人们是否觉得自己幸福几乎毫无影响。这是幸福研究中反复出现的主题,自20世纪70年代初以来一直如此。

在1978年的一项著名研究中,一群心理学家希望了解幸福的相对本质。[39]他们有两组研究对象:第一组是彩票中奖者,他们中了5万到100万美元不等的大奖;另一组是严重事故的受害者,他们有的腰部以下瘫痪,有的颈部以下瘫痪。作为参考,他们还增加了一个对照组,由既没有中大奖也没有瘫痪的"普通人"组成。研究人员汇总结果后发现,彩票中奖者并不比对照组更幸福。事实上,他们从日常活动中获得的快乐感更低。与新近瘫痪的人相比,彩票中奖者对未来的看法更为悲观。研究人员由此得出结论,用他们的话说:"盲人、弱智者和畸形者的幸福并不比其他人少。"[40]

卡梅伦不担心自我报告的科学价值问题。他最终于2011年推出的幸福感调查采用了标准问卷格式,虽然略有简化,但总体上和以往的研究中使用的调查问卷格式类似。卡梅伦的幸福感调查包括四个问题:"(1)总体而言,你对现在的生活有多满意?""(2)总体而言,你觉得你生活中做的事在多大程度上是值得的?""(3)总体而言,你昨天感觉有多幸福?""(4)总体而言,你昨天感觉有多焦虑?"[41]

人们可能会怀疑后两个问题,即询问受访者前一天(而非当天)过得怎么样,是为了防备一些玩世不恭的研究人员而故意设计的,这些研究人员可能会在调查站点暗中布置手段(类似上一节提到的十美分硬币)来影响结果,并以此再次证明这些调查的结果很容易被受访者当时的情绪影响。即便如此,结果也没说明什么问题,有60%至80%的受访者说他们对现状相对满意,受访者的平均生活满意度为7.4。批评者抓住这个机会对这项研究发表了一些冷嘲热讽的评论,认为这项研究是在浪费时间和金钱,幸福感调查结果是"把明摆着的事实当成该死的新发现"。[42]

我们更应该问的问题不是这项调查是否准确地反映了英国社会的幸福感水平,或者它是否根本没有得出任何结论。我们应该问的是卡梅伦为什么会对开展幸福感研究感兴趣。更具体地说,他为什么要在实施新的公共开支紧缩政策同时开展这项研究?更具体地说,他为什么要向马丁·塞利格曼,一个主张"幸福感与你所处的环境关系不大,主要在于你自己如何应对环境"的人,寻求建议?

一种对卡梅伦幸福感调查项目的解读是,他希望借此转移民众的注意力,避免具体的社会政治讨论。启动幸福感调查可以混淆视听,让人们不再追究那些紧迫的政治问题,例如国家是否支持和提供了公共服务。但这也不是真正的重点。幸福感调查项目的关键是对治理问题进行更彻底的重构。幸福不是国家削减福利的廉价补偿，而是被视为一种强有力的态度，可以帮助人们改变自己的处境。按照这个逻辑，削减福利并不是一种惩罚，而是调动人们积极性的必要手段。这项政策旨在将那些态度消极、身体肥胖、大白天就坐在沙发上看电视的人改造成具有蓬勃创业精神、全力以赴、坚韧不拔的人。

从这个意义上说，与新自由主义政府提倡幸福感呼应的，与其说是马丁·塞利格曼，不如说是澳大利亚的自助界标志性人物朗达·拜恩（Rhonda Byrne）。在第一次幸福感调查后，英国报纸开始刊登文章，认为卡梅伦的幸福指数未能测量正确类型的幸福。事实证明，批评并非来自反对派，而是来自提倡幸福的阵营内部。正如《卫报》（*Guardian*）上的一篇文章所说，"曾激励首相的美国'乐观主义专家'担心他完全搞错了"。[43]马丁·塞利格曼现在与卡梅伦的幸福指数保持距离，对这些调查的效用进行了质疑。显然，塞利格曼有了新见解。他现在开始怀疑"幸福"这个词是否应当成为讨论对象。"'幸福'这个词一直困扰着我，"他在文章中说，"部分原因是这个词难以在科学上严格定义，对不同的人意味着很多不同的东西，另外也因为这个词是主观的。"[44]

与此同时，朗达·拜恩并没有任何转变立场的迹象。在她的畅销书（最初以DVD形式发行）中，她为新自由主义提供了完美的意识形态补充。她给她的畅销书起名为《秘密》（*The Secret*）。和积极心理学一样，这个秘密也基于科学，或者说"科学的"吸引力法则（如果你怀疑这部作品的科学严肃性，请记住拜恩还提到了量子物理学）。和很多写这类书籍的人一样，拜恩也有适度的自负。她描述了自己如何发现了之前众多伟人发现过的"秘密"。这些先驱包括"柏拉图、莎士比亚、牛顿、雨果、贝多芬、林肯、爱默生、爱迪生、爱因斯坦"。45 因此，和这些伟人一样，我们也能找到这个秘密并获得成功。正如拜恩告诉我们的，"秘密可以带来你想要的任何东西"。46

这个秘密会带给你幸福、健康和非凡的财富，以及你可能想要得到的任何东西。那么，这个秘密是什么呢？这个秘密是：思想的力量是强大的，你可以用思想把美好的事物带进现实。可用一个比喻来理解这一点，例如想象我们是一块磁铁。"你是整个宇宙最强大的磁铁！你体内蕴含着强大的磁力，比这个世界上的任何东西都更强大，这种深不可测的磁力是通过你的思想散发出来的。"47 作为一块磁铁，你可以吸引你想要的东西，用思想的力量吸引到成功。

这种说法很难让人严肃对待。正如凯瑟琳·本内特（Catherine Bennett）在《卫报》上说的："只有白痴才会认真对待《秘密》。"48 尽管如此，似乎还是有些人听从了这些建议。本内特声称戴维·卡梅伦就是相信这些说法的人之一。他专注于梦想和积极结果，而不去看那些令人沮丧的事。本内特接着说："请观察《秘密》的践行者卡梅伦是如何只强调他确实想要的东西，比如幸福。"

这也是《秘密》最了不起的地方：它为不平等辩护的能力。当"99％"①已在全球范围内成为质疑贫富两极分化的口号时，《秘

---

① 99％是欧美的社会运动中在抗议贫富分化时常用的说法，有多种不同版本，共同点是将最富有的 1％ 人群占有的财富、收入或财产增长速度与剩下的 99％ 对比。——译注

密》的作者却对贫富分化提出了另一种观点。"那你觉得1％的人又为什么能赚到占全民总收入96％的钱呢?"鲍勃·普罗克特(Bob Proctor)在书中反问道,接下来他给出了答案:"因为那些把财富吸引到自己的生活中的人使用了'秘密',无论他们是有意识还是无意识这样做的。他们思考的都是丰裕和财富,他们不允许任何与之冲突的想法在自己的头脑中扎根。"49

这种观点不仅是妄想,也是残酷的。它说的是,我们的命运是自己造成的。正如埃伦赖希所说,"因此,积极性的另一面就是对个人责任的严苛坚持"。50这意味着,一个人经历的所有挫败都不是一系列复杂环境的产物,而是要最终归因到这个人自己的行为上。失业不是经济环境的结果,而是个人态度的产物。乳腺癌患者想要生存下来,不是只要接受专业治疗就可以,而是取决于你的意志力够不够强、是否全身心投入。正如拜恩所说:"疾病在思想和谐的身体中无处容身。"那么自然灾害呢?2004年海啸发生后被问起这个问题时,拜恩解释道:"根据吸引力法则,他们(受害者)一定是和自然灾害具有相同频率才会遇上这种事。"51

之所以拜恩与我们对生物道德的分析密切相关,是因为她以一种极端的形式,表达了一种不只在新纪元圈子里盛行,而且也在政治上盛行的观点。对那些旨在将不公正、贫困与阶级分化合理化的政治观点而言,拜恩对个人及个人责任的坚持是完美的推论。穷人并没有受到结构性歧视,他们只是缺乏足够强大的思想力量。

与此同时,可以安慰我们的是,社会贫富差距的扩大并不一定是坏事,因为研究表明,穷人和富人的幸福感可能性是一样高的。这里提到的幸福的确切含义仍不清晰。正如我们接下来要读到的,幸福并不是一件特别稳定的、我们可以轻易描绘的事物。

## 谁才是幸福的?

我们如何才能知道自己是否幸福?我们能得到这个问题的答案吗?学术界的回答是否定的。确实,如果我们的处境对幸福没有影响,如果我中了百万美元的彩票大奖也不会比我在车祸中失去双臂更幸福,那么,说实在的,我们如何才能思考(甚至只是开始思考)自己是否拥有幸福呢?我们该如何确定测量标准呢?

虽然政治家和研究者一直孜孜不倦地挖掘幸福的新概念和新衡量标准(他们刻意忘记了早在公元 400 年左右,圣奥古斯丁就列出了 289 种不同的幸福理论[52]),但我们似乎在日常话语中回避了这个问题。你不太可能听到这样的问题:"你今天有多幸福?"

我们往往会问一个更容易被接受的问题,那就是"最近怎么样?"这个看似单纯无害的说法却引发了理所应当的怀疑。帕斯卡尔·布吕克内对这个说法进行了细致的哲学审视。他说:"'最近怎么样?'是最没用也是最深刻的问题。"[53]一方面,它实际上并没有提出任何问题。这句问话笼统得令人恼火,极其不精确,它意味着你可能要对很多事情的近况做宽泛的描述,比如天气怎么样,以及你是否得到了最近申请的那份工作。你堆砌了一系列客观特征,暗示这在某种程度上与你的总体福祉有关。但另一方面,这又是一个会把你逼到墙角的问题,要回答这个问题,你就要对自己进行全面的道德描述。布吕克内指出，这是"一种暗示的方式：我们想要强迫被问者给自己定位，我们想让他失去行动能力，留在原处接受详细的审视"。[54]这个问题的本质并不那么单纯，它强迫你积攒你能得到的一切关于自己和自身所处环境的信息，并迅速拼凑出一幅可以令审问者满意的连贯画面。当然，这幅画面与你自己关系不大。无论和你交谈的人如何看待你的描述——对方可能会很高兴，谁知道呢？——你都会在这些话的重压下崩溃。

布吕克内的分析在其他方面都很出色，但他未能恰当地指出，这个问题涉及的两个主体之间存在着不可调和的冲突。这种冲突在另一篇对这句话的精彩分析中得到了梳理。关于"最近怎么样？"这个问题，阿伦卡·祖潘契奇写道：

> 这句惯用语的了不起之处在于，通常的回答（"很好，谢谢。"）完美无缺地保留了这个问题的模糊性，即它有两个可能的"主体"。为了理解这一点，我们只需要思考句子潜在的主语，思考"最近怎么样？"问的是被问者所处的环境，还是其自身的状态。我想说的是，"最近怎么样？"这个问题的完整答案很可能是这样的："事情进展很顺利。但我自己——嗯，那就是另一回事了。我很累，我沮丧，我后背很疼……"[55]

即使只是要做好第一件事——做到让事情"进展很顺利"——似乎也是一项雄心勃勃、困难重重的壮举。这也是皮埃尔·布尔迪厄（Pierre Bourdieu）一本更引人入胜的著作的主题。在书中，他追踪调查了很多人，主要是来自中产阶级家庭的夫妇，这些夫妇开始了我们可以谓之的"事"计划。计划内容包括在合适的郊区地段找一栋完美的房子，有一个供孩子玩耍的花园，还有一个可以洗车和打蜡的私人停车位。但是，正如布尔迪厄所说，这些计划对他们来说往往太宏伟。他们"把自己束缚在不可能完成的限制条件中，别无选择，只能承受自己决定的后果"。56 于是，他们现在只能孤坐在远离城市的房子里。他们整日忙于通勤，在严重拥堵的交通中往返于办公室和住所。他们被迫奔波于学校和体育活动之间，接送自己和别人家的孩子。设想一下如果是你，待到开车回家，孩子们终于沉入梦乡，你也会渴望像他们一般，瘫坐在电视机前享受片刻宁静。这就是布尔迪厄所说的"小资产阶级苦难的根源"。

这是幸福责任的一方面。你必须努力让自己的生活显得幸福，无论是买房子、结婚还是承担其他重大的人生计划。劳伦·贝兰特将这些计划称为"美好生活幻想"。57 这些幻想建立在传统的中产阶级梦想之上，这种梦想对今天的资产阶级来说，变得越来越站不住脚，或者说是越来越无法实现。他们仍然乐观，但这种认知立场是建立在虚妄的假设上的，他们相信任人唯贤的英才管理制度是存在的，相信向上的社会阶层流动是可能的。

无法满足"事"计划可能是一种痛苦的经历。债务不断累积，遭遇裁员，无力偿还房贷。当"事"计划全部要泡汤的时候，你必须寻找替代计划——我们可以称之为"我"计划。美好生活幻想已被埋进阴郁的坟墓，你现在能做的只剩下将外部世界拒之门外，更加专注于自我——你的自我。当然，那些在"事"计划上取得了一定成功的人也会作出这种向内的转变。对自我的专注可以带来一种愉悦的体验，在这种体验中，现实生活无休止的恐怖被暂时搁置，与此同时，我们倾听自己的声音，倾听自己的身体，并将我们身体脉动的呢喃升华为某种形式的真理，一种生命的终极目的（telos）。

自我形象与社会主流价值观之间的对立由来已久。以古希腊时期，具体而言，以亚里士多德的观点为例，彼时所谓的"eudaimonia"是对幸福的定义。但它与迪帕克·乔普拉的幸福观没有什么共同之处。对亚里士多德来说，"eudaimonia"并不是你能在无意中偶然发现的东西，也不是你躺在海滩上听伤感的音乐就能创造出来的东西。"eudaimonia"是关于"善"的生活的，是一种充满政治意义的幸福。对古希腊人来说，善的生活并不是一件孤立的事，不是与他人分离、独自生活的个体的自我。它的主要关注点也不是感官上的愉悦或身体对我们的低语。好好生活、好好做事是善的生活的先决条件。正是通过你的高尚行为，你才能创造善的生活。

但这绝非易事。在亚里士多德看来，人必须要全心全意奉献自己，过一种有德行的生活，与人类的最高标准保持一致，这样才称得上幸福。他声称，这样的生活必须是平衡的，例如，不可表达自己的欲望，除非以温和而有节制的方式；勇敢无畏是绝对有必要的，但也绝不能表现得过于招摇，否则就会让他人觉得你是在自吹自擂或自我放纵。

这种说法中既有禁欲主义，也有贵族精神。你必须放弃眼前的偏好，压抑自己的欲望。那些无法抵御这种诱惑，沉溺于当下享受的人,将停留在"牲畜"的层次,亚里士多德轻蔑地称这些人为"他类"。而且,要把自己变成一个有伟大德行的人,你必须付出时间。没法作弊,也没有捷径。所以,不要相信《即刻幸福》(*Happiness Now*)之类的书。

亚里士多德认为,幸福是个体品行与神祇赐予社会的价值观之间的和谐。善的生活即众神的生活。因此,请追随众神,遵从其言,仰望众神,效仿其行。但无论如何,千万不要以为自己与众神处于相同的地位。就像贩毒集团里森严的等级制度一样,你需要尊重界限,谨慎行事。不可狂妄自大,否则你的命运将不堪设想。

如果说亚里士多德是我们也许能关联到"事"计划的哲学家,那么让-雅克·卢梭(Jean-Jacques Rosseau)就是我们必须与"我"计划关联起来的哲学家。

当然,这种联想会让卢梭感到有些遗憾。卢梭不可能预料到他的思想会有这样的后续发展;而且我们可以推测,如果他知道自己的很多思想被所谓的"自助导师"断章取义,他可能也会不太高兴。正如特里·伊格尔顿(Terry Eagleton)在一篇最近的文章中所说,卢梭,作为马克思的先驱,会对"公共领域的急剧萎缩"[58]感到震惊,更不用说对个人自恋的盲目赞美。

卢梭的幸福观与亚里士多德截然不同。在《一个孤独漫步者的遐想》(*Reveries of a Solitary Walker*)中,他将幸福描述为安宁的休憩之地:

> 不需要回忆过去,也不需要展望未来,时间对它来说毫无意义。当下无限地持续,但这种持续却不会被察觉,没有

任何时间流逝的迹象,也没有任何其他的失落或享受、快乐或痛苦、欲望或恐惧,只有简单的存在感,这种存在感充满了我们的灵魂,只要这种状态还在持续,我们就可以说自己是幸福的……59

与亚里士多德不同,这种幸福观并不关注美德或行为。相反,这种对幸福的描述完全忽视了行为。卢梭认为,幸福是一种存在状态,在此状态下,自我的存在会被当下所吸收。他描述说,这种状态就像躺在一艘船的尾部,在湖面上漫无目的地漂流。

这幅画面虽然看起来令人愉悦,却引起了一个由罗伯特·诺齐克(Robert Nozick)提出的幸福哲学经典问题。60 你可能会想起,电影《黑客帝国》(The Matrix)中也出现了这个问题。它是这样的:想象一下,有一台机器可以制造出你最渴望的任何体验;再想象一下,有一些实验神经心理学家给你动手术接入这台机器,他们可以用机器刺激你的大脑,让你体验到所有赋予你生命意义与目的的事情(交友、恋爱、读书等)。唯一的问题是,你没有真的做这些事,你只是在水箱中漂浮,你的身体和大脑都连接在电极上。你愿意接入这台机器吗?或者改用《黑客帝国》中主角尼奥(Neo)面对的问题:你会选择蓝色药丸,还是红色药丸?

目前我们对幸福的定义是:我们既要追求"事"计划,又要追求"我"计划。虽然幸福已经以一种特定的面貌(既要表达真实的自我,也要展示出正面品质)出现,但我们还是可以观察到,各种新兴的逃离幻想出现了,它们以不同形式再现了过去的逃离幻想:或是卢梭式的漫无目的的漂流,或是沉浸在巨大的水箱中,又或是吞下蓝色药丸。为了理解这种逃离的欲望,我们需要考虑到一种新命令的出现,这种命令不仅要求我们幸福,而且要求我们享受生活中的每一次转折,要求我们把所有情况都看作潜在的享受时刻。正如我们将在下文中看到的,超我(superego)将在这种命令中再次展露它的狰狞面目。

## 过多的幸福

追求幸福的迫切性标志着一种特殊的转变。如果说传统社会建立在禁令的基础上,这种禁令要求你克制自己,压抑自己的欲望,以融入社会(或避免被杀掉),那么我们现在进入了一个新时代。在这个时代里,我们不仅被允许表达自己的欲望,而且被道德要求表达自己的欲望。正如布吕克内所说,"世俗幸福目标的要求是,它必须刻不容缓地被实现"。[61]忘记过去的延迟满足时代吧,那时,我们只有在工作时间之外才能展现自我、允许自己获得一点额外快乐。现在我们可以,也应当幸福,每天 24 小时,每周 7 天,永不间断地幸福。

随着我们获取幸福的尝试变得越来越极端,其局限性也变得越来越明显,就像安德鲁·帕克(Andrew Park)的故事一样,他认为每天都庆祝圣诞节,每天早上起来都面对一棵挂满装饰的圣诞树和一堆新礼物是个好主意。但是,这个仪式并没有带来预想中的幸福感。[62]对同一件事的强迫性坚持没有转变为新的发现。它还是原来的那件事,而且变得重复、单调、令人疲惫不堪。

这种重复不休的模式正是史蒂夫·麦奎因(Steve McQueen)

执导的电影《羞耻》(Shame)的主题。迈克尔·法斯宾德(Michael Fassbender)饰演的主角布兰登,在整部电影中都保持沉默,只有少数时刻例外。我们看到他半勃起阴茎的时间几乎和看到他嘴唇的时间一样多。当他的嘴唇移动时,说出的内容只是聊胜于无。他按照最高限度享乐的原则安排自己的生活。自慰。性爱。可卡因。毫无意义的工作(在此期间偶尔停下来再自慰几次)。然后又回到他那价格高昂却毫无灵魂的公寓。片中有一个场景很好地描绘了这种被动虚无主义的感受:在办公室里又度过了毫无意义的一天后,布兰登回到家,播放一张巴赫《哥德堡变奏曲》(Goldberg Variations)的唱片,拿出一瓶啤酒和一盒吃剩的亚洲菜,在厨房里坐下,打开笔记本电脑,开始播放色情片。毫无疑问,这顿饭配得上一位当代英雄。

从表面上看,《羞耻》描述的是一位陷入自我毁灭行为模式的中年性瘾者。他陷入抑郁,但不是传统意义上的抑郁。我们可能会认为他的问题在于他无法获得愉悦感。但事实恰恰相反,除了追求愉悦感,他无法做其他任何事情。

马克·费舍尔将这种状态描述为"抑郁性享乐"。[63] 它不是我们通常与抑郁联系在一起的快感缺失,而是一种因持续放纵享乐引起的抑郁。在这种状态下,除了重复地追求愉悦感,一切都不存在,人清醒地意识到有一些根本性的东西缺失了,但除了不断跟着放纵的愉快感猛冲,人无法将目光投向任何别的地方。这造成了一种幽闭恐惧症般的无聊感。

史蒂夫·麦奎因在一次采访中解释说,他感兴趣的是拍摄一部关于"当下"的电影,展示某种东西(在本片的例子中是性)的易得性如何必然令我们无休止地过度消费它,就像一群不服管教的孩子被放到堆满糖果的桌子旁那样。"这就像超市里的高脂肪食物越来越多,所以人们越来越胖一样。"64 但这部电影抵挡了进行道德说教的诱惑。布兰登并不是一个消费社会的无辜受害者,被表面美化的事物引诱,失去了真实的东西。布兰登经历的问题恰恰相反:他得到了太多真实的东西。

精神分析学说告诉我们,愉悦和过度享乐(或者说"jouissance"①)是两种截然不同的东西。愉悦的原则规定了小剂量、有节制的快感,以抑制痛苦与折磨,过度享乐则不理会任何类似的计算。我们可以轻易地定论,布兰登选择了后者,他存在的目的就是过度享乐。但这种说法没有抓住重点。从我们的生物道德分析而言,布兰登的有趣之处在于,他从未找到自己欲望的客体,他不情愿地继续寻找更多的愉悦供自己消费。这些愉悦并不一定是宏大的,而是一系列无休止的平常活动——他有些天真地认为,所有这些活动都会为他的生活赋予意义。因此,他对健康命令表现出奇怪的忠诚:他没有不顾后果地奔向放纵与死亡,只是追求愉悦。然而,死亡与放纵是他无法改变的归宿。

这个悖论有助于我们解释健康命令的模糊性。我们在本书开头提到过,健康命令与齐泽克所说的"超我的享受命令"有很多共同点。在这两种情况下,我们都被迫去追求某种似乎会产生相反效果的东西。我们越是追求享乐,享乐就变得越困难。我们越

---

① "jouissance"(享乐)是拉康精神分析学说中的概念,其内涵较复杂,通常指超越普通愉悦感的过度享受。——译注

是试图最大限度提升自身的健康,我们似乎就越痛苦。但是,要解决这种模糊性,关键是要问享乐意味着什么。或者更具体地说:那项命令之中暗示了什么样的享乐?我们正在处理的是适度的愉悦,还是过度的享乐?齐泽克在《视差之见》(*The Parallax View*)中评论道:"关于享受美好时光、自我成就和自我实现等的命令,难道不正是为了避免过度的享乐而要找到一种动态平衡的命令吗?"65

健康命令无疑就是这种情况:它旨在帮助我们保持一种平衡的幸福感,无论是需要我们养成健康的饮食习惯、多锻炼,还是提高正念能力。所有这些活动的共同点是致力于维持身体的稳态和平衡,以培养一个身体机能正常运作而又不会过度享乐的人。

然而,这只是故事的一部分。齐泽克继续说:"引发享乐的商业化刺激无时无刻不在轰炸我们,把我们推向了一种准确说来是'自闭症式手淫的''不合群的'享乐,其最高形式是吸毒。"66

这就是位于健康综合征核心的模糊性。一方面,我们随时随地都在被命令轰炸,要求我们寻求愉悦,一种适度的、并非过度享乐的愉悦。我们认为这种处于愉悦原则支配下的生活方式将有助于维持愉快而平衡的生活。看似一切都很好,但随后,追求愉悦的持续压力会变得令人厌烦和疲惫。它把我们推向齐泽克所说的"自闭症式手淫的""不合群的"享乐。此刻,对愉悦的追求带来了一种被残酷的身体无意义性定义的孤独存在体验。布兰登的情况就是如此。在致力于追求身体快感的过程中,他陷入了欲望的重复循环。每一次遇见欲望的客体,都让他变得更冷漠,最终变得抑郁。他转喻般地从一个客体转到另一个客体,却得不到任何慰藉。他只能坐在厨房的餐桌旁，无精打采地看着色情片。这就是享受命令将他带到的境地，即这个命令逻辑上的必然结论：遭遇自我欲望的空虚。

布兰登最大的悲剧在于，他误以为自己的身体是一个真理系统。在他所处的世界不断令他失望的同时，他越来越相信自己的身体能够给他安慰。这就是被动虚无主义者的命运。他以超然的态度审视世界，发现世界毫无意义。对他来说，真理并不存在于外部世界，而是存在于内部，深藏在自我的神秘之中。就这样，他认同了生物道德的观念。

此时，健康倡导者可能会提出抗议。在他们看来，布兰登距离完美的生物道德生活不知有多远。他是一个沉迷于色情、不合群的办公室职员，迫切需要冥想、正念和更健康的饮食。只要他能够培养更积极的人生观，努力追求真正的幸福，他就会意识到形式更温和的愉悦，比如在公园里安静地散步，远比无休止地循环观看色情片更令人满足。

然而，布兰登与幸福追寻者之间的距离比我们想象的更近。虽然他更喜欢色情片而非瑜伽，但除了身体发出的信息或信号，他不依赖任何其他的信息或信号。像任何遵守规则的健康追寻者一样，布兰登以一种精心计划、不断重复的方式追求满足感，寻找他认为安全的愉悦感来源。布兰登和其他健康追求者的生活一样，几乎完全以最大限度提升自己的幸福为导向。当这种痴迷慢慢地将世界的其他部分都排除在外时，剩下的就只有身体的重复脉动。

# 第四章
# 被选择的生活

柏拉图说未经审视的人生是不值得过的。[①]但是,如果经过审视的生活还是一团糟怎么办?
——库尔特·冯内古特(Kurt Vonnegut),《此心不移》(*Wampeters, Foma and Granfalloons*),1974[1]

## 失业的承诺

为了释放自身尚未开发的潜能,我们被要求踏上漫长的向内探索之旅。从我们内心的情感到日常的习惯,每一个能想到的方面都需要被审视,然后进行纠正和优化。这要求我们有坚定的价值取向和不懈的积极态度。即使处境显得极其严峻,我们也被要求保持乐观,在自己的内心找出一个解决办法。按这种说法,积极性是通向成功的道路,是找到爱侣和可以共度时光的友人的关

---

[①] 这句话出自柏拉图的《申辩篇》(*Apology*),是苏格拉底说的话,由柏拉图记录整理。下文中作者对此有说明。——译注

键,更重要的是,它是找到工作并获得事业成功的关键。没有什么地方求职场合更喜欢反复大声强调"积极"的重要性。"你已经听从了所有的职业建议,但还是找不到工作吗?"职业教练哈里·弗里德曼(Harry Freedman)设问道:"你需要的答案可能是积极思维。"[2]

英国威根的约翰·罗布森(John Robson),52岁,在失去求职者津贴的那一天,他的心情很糟糕。他被取消了津贴领取资格,这意味着他现在只能申请困难补助。困难补助的金额只有求职者津贴的一半左右,即每周30英镑。罗布森没有收到事先通知,他是在账户里没有收到津贴的时候才发现的。就业中心指责他错过了三份工作的申请截止日期,尽管他确实提交了申请,但他的申请就是迟到了。

2011年4月,政府就业中心(Jobcentre Plus)的一位就业顾问揭发了黑幕。他告诉《卫报》,政府就业中心会有计划地欺骗求职者,让他们失去福利待遇。[3]阅读障碍者会收到他们难以阅读的书面职位信息。工作人员故意等到最后一刻才发出申请表,这样求职者就无法及时填写并寄出申请表。这些不是就业中心工作人员个人的恶意行为。命令来自上级,就业顾问只是遵命行事。事实上,《卫报》采访的那位顾问描述了他和他的同事是如何被指责进度落后于其他办事处的,其他办事处取消求职者资格的效率要比他们高得多。正如一位就业中心的顾问所说:"我们远远落后于其他办事处,去开会的时候,上级当场把我们和其他办事处的业绩做对比,并说我们必须每人每周砍掉三个人的福利才能赶上进度。大多数员工在周一上班的第一刻就开始思考——这周我要干掉谁?"[4]

英国工作和养老金部(Department of Work and Pensions)最初矢口否认就业中心蓄意欺骗弱势群体,使其失去领取福利的资格。新闻爆出之后,工作和养老金部大臣伊恩·邓肯·史密斯(Iain Duncan Smith)在天空新闻台(Sky News)接受采访,称这件事"是一个阴谋"。[5]但工作和养老金部后来承认,部分就业中心一直在对目标人群实施欺骗行为,然而他们声称这只是个别现象。

2013年,马尔文(Malvern)就业中心的一封内部邮件遭到泄露。这种归咎于"害群之马"的说辞遭遇了质疑。邮件中称,该就业中心的工作人员在取消资格方面进度过于迟缓。邮件中写道:"目前,我们是在取消资格方面表现最差的办事处之一,除非我们有所改进,否则将遭到特殊处置。"[6]据透露,工作和养老金部制作了全国范围内取消福利资格的"绩效记分卡",细分各个地区,用红色和绿色的箭头表示该地区的绩效好坏。[7]你取消资格的人越多,你的绩效就越好。正如一位顾问所说:"我们办事处的口号是'节约公款'。"[8]

求职者被取消领取津贴资格的官方理由是他们求职不够积极。他们没有申请足够多的工作岗位,错过了求职截止日期,或者没有参加旨在提高其就业能力的培训活动。总之,他们没能达到社会对求职者的期望。

从某种奇怪的角度来看,被取消资格就像是被解雇,因为你逃避了自己的职责。然而,这种类比并不像表面上那么奇怪,因为现在求职本身就被视为一种工作。在对美国西海岸失业者援助组织进行的为期一年的研究中,组织理论家奥弗·沙龙(Ofer

Sharone)发现,失业者被视为职业工作者。求职被视为一项需要认真对待的全职工作,而不是你可以只用一部分时间做的事。援助小组的一位专家对求职者说:"要把求职看成一份全职工作,而不是兼职工作。"9

但求职是一份什么样的工作呢？它不只是一份行政工作,不只是要发送大量求职申请并优化调整自己的简历。它更主要的内容是销售和产品开发。销售是指你需要想出新方法来推销自己、打造自己的品牌,并把自己卖出去。产品开发则是指你需要找到新方法来完善、提升和改造自己。毕竟,作为求职者,你必须把自己看成一件产品,一件必须在市场上具备吸引力的产品。求职的核心概念就是让自己有就业能力,也就是对雇主的足够吸引力。重要的是要把自己包装成一个健康、乐观、积极的待业人才。

在20世纪后半叶,就业能力这个概念具有独特的含义。最初引入它是为了区分有工作能力的人与没有工作能力的人,然后制定政策,帮助边缘群体就业。换而言之,这些政策的重点是,雇主可以采取哪些措施吸引工人进入劳动力市场。10

这种以需求为导向的模式在20世纪六七十年代经历过一系列修订,并被广泛应用。在这段时期,一种看待就业能力的新方式开始成形,这种方式后来被称为"基于劳动力市场表现的就业能力"。11此刻,虽然关注焦点正转向个人,但社会仍承认就业并不完全是个人的责任。

直到20世纪90年代末,我们才有了现今版本的就业能力。在这个版本中,只有个人需要为就业负责,同时个人被假定为是完全灵活的、持续可塑的、适应性极强的。这种转变的结果被一些人称为"以供应为导向的基要主义"。[12]这种基要主义的诞生可以追溯到1998年英国首相托尼·布莱尔(Tony Blair)推出的"新政",以及1996年美国总统比尔·克林顿(Bill Clinton)签署的新福利改革法案。这两位领导人都批评福利制度已无可救药地失效。他们声称,最严重的问题在于,福利国家变得只会助长消极和懒惰,这种制度会培养出一些自动陷入冷漠状态的人,这些人利用慷慨的福利制度为生。这就是美国福利女王和她的英国表亲女性查夫的诞生。正如第二章中描述的,这涉及一个贬义的形象,即一个有多个孩子的单亲母亲,从国家福利中敛财。社会普遍认为这种人生活方式不健康、有反社会倾向、工作态度消极。20世纪90年代中期的新福利改革正是针对这些道德败坏的人。现在,她们必须培养一种积极向上的"能干活"的态度。

克林顿签署该法案时,兑现了他在1992年大选中的承诺:"结束我们所知的福利制度"。[13]在很多方面,他想建立的是里根最初构想的政策。里根在这种政策中巧妙地结合了对福利国家的攻击与吸引新兴"自我实现者"世代的策略。英国的情况也类似。1997年布莱尔就任首相时,他正在制定一系列举措,促进玛格丽特·撒切尔(Margaret Thatcher)政策的官僚体系化,同时吸引那些追求真实的中产阶级。事实上,布莱尔露骨的政治右倾并没有被忽视。虽然很多人认为这是朝错误方向迈出的遗憾一步,但也有人对此感到高兴。撒切尔就是其中之一。2002年,当她应邀出席一场在汉普郡(Hampshire)举行的晚宴时,一位客人问她最大的成就是什么。她的回答是:"托尼·布莱尔和新工党。"[14]

讽刺之处就在于此。这种明显政治转向所产生的结果,即建立在对个人责任苛求之上的新就业能力概念,很快就被视为非政治性的。这与沙龙在他的美国求职者研究中提出的观点完全一致:就业能力彻底去政治化。不管有哪些结构性因素影响了失业问题,这些因素最好都不要被提起。沙龙在援助小组中遇到的那些求职者被鼓励不去看外部障碍,例如不景气的劳动力市场,而应该把关注点转向内心:洞察、审视并最终克服内心的障碍。人们告诉求职者,为了提高求职成功的概率,要花全部的时间与那些能让他们保持积极乐观的人待在一起。求职者还被要求屏蔽其他令人不快的事情,他们可以通过不看新闻(人们称之为"新闻断食")来做到这一点。此外,还应该避免使用负面词汇,尤其是"失业者"一词,这个词已经被完全禁用。一位专家告诉求职者:"你们不是失业者,你们是自由职业者。"[15]

这种话语把结构性问题转嫁给个人。如果你找不到工作,不是因为经济形势或任何其他外部原因,而是因为你自己没能克服内心的障碍。或者是因为你坚持在错误的地方找工作,这是邓肯·马西森(Duncan Mathison)和玛莎·I.芬尼(Martha I. Finney)合著的自助指南类书籍《解锁隐藏的就业市场》(*Unlock the Hidden Job Market*)告诉我们的。他们声称存在两种不同的就业市场。首先是大家都知道的那个市场,听着,那不是你能找到工作的地方!那里已经有太多人在竞争了。仔细观察的话,你就会发现还有另一个市场——隐藏的就业市场,"那是一个秘密的平行宇宙,充满了机遇,等待着任何有技能、好奇心和精力的人去探索"。[16]接下来,作者告诉我们,这就是你能找到工作的地方。你只需要积极主动地把自己推进这个隐藏的领域。你需要在求职过程中发挥主动权，不要让礼貌的态度阻碍你得到工作。按他们的说法，"打扰别人不算无礼"。[17]

瑞典有句俗语："没有烂天气，只有烂衣服。"我们在此听到了它的变形，用在求职的时候是："没有烂经济形势，只有烂求职者。"

沙龙采访过的那些求职者似乎完全接受了自助和个人责任的理念。最初，这些理念给他们带来了暂时的自主感和能动性，甚至带来了一种兴奋感。但这些积极的感受随后就被沮丧和自责取代。在一部分人身上，这种变化会在六周后出现，另一些人则要等到三个月后。不过，这些人的共同点是他们在任何时候都不会"抵制一种意识形态主张，即找工作是他们能控制的事情"。[18]事实上，他们从未提及劳动力市场以及市场上的工作机会似乎很少这个事实。相反，他们将自己的失败内化，归咎于自己，当然，这会导致强烈的自我厌恶。正如其中一位求职者说："最难的就是觉得找不到工作就是我自己有问题。"另一位求职者说："我觉得自己是个失败者。"[19]

如果失业被视为工作中的一种，那么越来越多的工人会被建构为即将失业的人。这就是资本主义新精神的阴暗面。众所周知，过去三十年来，劳资关系变得更加灵活，这主要是全球化、放松管制和经济自由化的结果。与福特式资本主义时代相关的相对稳定的标准就业形式，即员工可以期望自己一生为同一个雇主工作，如今成为遥远的记忆。对20世纪60年代末成年的一代人来说，这是一种解脱。稳定的雇佣关系对他们来说是传统体制的代名词，遭到广泛的鄙视，因为它们被认为压抑甚至窒息灵魂。对这代人来说，一辈子在同一个地方工作是不可能的。随着终身规训员工的机构逐渐消失，一种新的现实开始出现，个人在其中被建构为一个自由的主体。正如安德鲁·罗斯所述在《令人艳羡的好工作》(*Nice Work If You Can Get It*)一书中写道："有意成为自由职业者的人放弃了大型等级制组织中单调乏味的稳定工作，作为回报，他们在证明自己的过程中感受到兴奋，并因此陶醉，他们想知道自己是否有能力在激动人心的自主创业浪潮中获得成功。"[20]然而，人们从这些机构中解放出来所获得的新自由，却以失去安全保障为代价。结果是展望、规划和梦想未来变得困难了。生存被分割成更小的单位，时间线不断缩短。这些人没有机会回到过去，他们发现自己置身于一场游戏，游戏中获胜的梦想被生存的希望取代。游戏的关键是活下来，进入下一轮，轮到你的时候再掷一次骰子，希望自己运气够好，能继续生存。我们再次引用安德鲁·罗斯所述："一旦进入这个游戏，少数人会大获成功，大多数人都只能维持生存，他们既非雇主，也非传统意义上的员工，处于不确定性的生死边缘，在各种选择之间权衡，维护虚伪的人际关系，管理他们因事务过多而不够用的时间，并制定应对策略，处理永远不知道下一个项目或收入从何而来的不确定性。"[21]

这里的新情况并非不安全本身。人们总是会被推向边缘，被抛入不确定的境地，不知道自己能否靠自己的工作赚钱。这里的新情况是，这种不确定性与自我实现、自我发展、自我成长和自助的价值观（ethos）捆绑起来。作为一个自由的有能动性的人，你不得不表现你自己，让自己更显眼，吸引有兴趣雇主的注意。无论你多么穷困潦倒，你都必须把自己表现为一个潜在的赢家，一个积极主动、目光长远的人。

当实际的体验更类似于抑郁时,很难建构出一个充满能量、积极向上的人格。为了克服这些障碍,求职者被要求进行令人信服的表演。奥弗·沙龙追踪调查的求职者被要求为自己制作一条三十秒的广告短片,他们必须在片中进行流畅且令人信服的表演。他们甚至被要求想象,要和比尔·盖茨(Bill Gates)一起坐电梯到二十楼时给他展示自己的广告短片。

在艾弗·索思伍德关于失业者生活的内情描述中,我们也能发现表演的必要性。在各家职业介绍所源源不断的电子邮件中,他收到了这样一封邮件,标题是:"英国达人秀①。你有什么可以秀,艾弗?"²²其居高临下的语气(暗示收件人实际上没有任何显著才能)展露无遗。但其中还有另一些东西值得我们注意,那就是求职现在似乎已经变成了选秀节目。

露西·托宾(Lucy Tobin)在《卫报》上写道:"传统的求职方式似乎正在被淘汰,新的招聘方式是,雇主会像西蒙·考威尔(Simon Cowell)一样思考,或者像苏格勋爵(Lord Sugar)②一样做:把求职面试变成一系列真人秀节目,要求求职者写诗、唱歌、演讲或录制视频,甚至鼓励投票选出'获胜者'。"²³最新的趋势是,求职者被要求在演讲中加入一些出人意料的噱头,例如这篇文章中描述的一位年轻人,他准备了一份精心设计的 PowerPoint 演示文档,当他移动双手时,图像会随之呈现。

---

① 原文为"Britain's got talent",字面意义为"英国有人才"。这里关联的是选秀节目《英国达人秀》(*Britain's Got Talent*)。——译注
② 西蒙·考威尔是英国唱片公司高管,英国和美国多个选秀节目的制作人及核心评委,以毒舌评论闻名。苏格勋爵本名艾伦·苏格(Alan Sugar),是英国富商,商业选秀节目《名人学徒》(*The Apprentice*)英国版的核心评委。——译注

各家公司的人力资源部门似乎都将这个要义铭记于心。2011年9月,瑞典一家豪华酒店举办了一次大规模的清洁工招聘面试,有1 800名年轻人参加。他们中很多人住得远,集体乘大巴车前来面试。在排队等候期间,他们接受了摄像团队的采访。面试登场后,他们要在两分钟的时间内给评委团留下深刻的印象。[24]斯德哥尔摩的格罗纳隆德(Gröna Lund)主题公园在招聘服务员和洗碗工时采取了相同的方法。在这里,求职者被称为"艺术家"。在登场前,他们需要在"后台"(实际上只是员工更衣室)等待。要进入这个场地,他们需要"后台通行证"(门禁卡)。

支撑这些真人秀式招聘方法的是更宽泛的人才概念。很多管理学导师都向企业高管提供了关于打赢"人才争夺战"的建议。人才管理的核心是招募表现最好的人,给予他们超额奖励,并迅速将他们推上高级职位。这种方法现在是一种相对成熟的管理理论,它存活的时间足够长,已经摆脱了"一时风尚"的标签。它之所以能够长期流行,并成为人力资源管理的主流方法,并不是因为它的效果特别好。事实上,它经常会导致经验不足的人承担超出其应对能力的巨大责任。人才管理之所以受欢迎,是因为它有助于将管理者极度膨胀的收入合理化、正常化。马尔科姆·格拉德威尔(Malcolm Gladwell)十多年前写道:"这种'人才思维模式'是美国管理界的新正统观念。以此为思想依据,一流商学院的学位就能被看得如此重要,高级管理人员的薪酬待遇就能变得如此豪奢。"[25]按照这种思路,一些人得到的报酬远超其应得,另一些人本应得到报酬却两手空空,是完全可以接受的。当然,这也是选秀节目的魅力所在。每隔一段时间,就有新人登台,他或她发现了自己隐藏的才能。这种才能将为他或她开启新的可能性、新的冒险和新的生活方式。

这种思维模式正从企业扩散到工作生涯的其他领域，或许令人担忧。显然，并不是每个人都可以，或者该说不是每个人都应该成为这种"卓越人才"。如此强调人才概念，是为了提醒"非人才"的大多数人，他们毫无价值。更严重的是，国家似乎乐于参与这种过程。运送胸怀抱负的艺术家去试镜（参加豪华酒店的清洁工面试）的那些大巴车，是由国家出钱租用的。该活动由瑞典政府设立的就业中心联合举办。

这些真人秀式招聘提醒我们，只有专业技能是不够的（在某些情况下，丰富的经验和良好的资历反而可能对求职造成负面影响）。求职者真正需要的是一个特定的自我，一个积极、健康、活力四射的自我。当我们向他人寻求就业相关的支持和建议时——正如我们所知，有一大批生活教练、就业顾问和个人品牌营销专家可以帮助我们——我们得到的是同样的理念：我们需要对自己负责。我们必须培养、跟踪和包装自己的才能，使其对他人产生吸引力。正如我们接下来要读到的，有些人在此方面付出了巨大的努力。

## 认识你自己、控制你自己、完善你自己

2009年，克里斯·丹西（Chris Dancy）被解雇了，找到新工作的前景黯淡。他在接受《连线》（*Wired*）杂志采访时说："我当时觉得自己没有任何机会找到新工作。"[26]之后，丹西决定竭尽所能

"为未来重建自我"。为了在就业市场上重新变得有吸引力,他的策略是发挥他长期以来的爱好。他说:"我一直喜欢测量自己。"从成长过程中监测自己的身高、二十多岁时对自己的财务状况进行"定期追踪",到现在投入新兴的自我监测文化,这个转变似乎很自然。对他来说,生活中没有任何一方面是不应该被测量的。事实上,如果某件事物可以被测量,那么它就应该被测量。按他的说法是:"如果你能测量一件东西,就会有人去测量这件东西,而这个人就应该是你。"事实上,现在很多东西都可以转化为数据,供我们(或其他人)分析。丹西在这方面的哲学很简单:能获得的数据越多越好。他身上至少要连接三个传感器,"有时多达五个。这些传感器会测量他的脉搏、快速眼动睡眠、体表温度等数据。他的家里也布满传感器,甚至连马桶上都装了一个,以便他研究自己如厕习惯和睡眠模式之间的相关性"。[27] 这正是当代英雌/雄被判处的刑罚:被审视的生活。这不是苏格拉底(在柏拉图的《申辩篇》中)所描述的哲学审视。通过哲学审视,人们能够以更诚实的方式面对生活(苏格拉底是在选择死亡而非流放后说出了那句名言)。但对自我监测者来说,审视的目的并不是要面对存在性问题,也不是要接受人类生活的局限性,而是要让自己更好地适应市场。由此可见,即使是经过审视的生活,正如冯内古特提醒我们的,也可能是一团糟。

丹西摆脱了失业状态。他解释说,正是他在网上表现出的形象帮助他找到了一份新工作。他不准备停止实施自我监测。事实证明,自我监测卓有成效,不仅让他具备了就业能力,还帮助他保持了竞争力。如今,丹西不只是为了个人利益而应用这种极端形式的自我审视。他把同样的方法应用于自己的工作，现在他记录并保存自己在职场生活中所做的每一件事。换句话说，无论是作为个人，还是作为员工，他的生产力都提高了。虽然对他来说，这两种身份之间的区别微乎其微。

像丹西一样记录和展示自己的生活，现在成为迅猛发展的"量化自我运动"（quantified self movement）成员的普遍做法。结合了健身狂对完美锻炼成果的渴望与书呆子以卓绝智慧超脱俗世的希冀，这场运动为数字赋予了全新的重要意义。根据该运动的创始人之一加里·沃尔夫（Gary Wolf）的说法，自我量化的美好前景是"通过数字来了解自我"。[28] 其目标只是自我完善。虽然这里"完善"的哲学理念还不明确，但方法是直截了当的：即使是生活中最微不足道的方面，也要捕捉魔鬼细节。这是通过相对廉价的"可穿戴技术"的兴起实现的，这些技术使用传感器捕捉我们身体的数据。最先出现的是计步器和心率监测设备，随后出现了更先进的设备，可以记录睡眠模式、皮肤反应、身体运动和情绪，以及周围的环境因素（比如空气质量）。用户获取数据后可以把数据上传到他们的电脑和社交媒体平台，并在那里进行分析研究。他们可以寻找心率和睡眠的共变关系，追踪特定食物对他们情绪的影响，并找出哪些地点会让他们的大脑更活跃。最后一步是把他们的个人数据和其他自我量化者的数据进行比较，找出共同的模式。在所谓的"展示与讲述"（Show-and-Tells）①活动中，自

---

① "展示与讲述"是英美幼儿园和小学低年级常用的教学活动，形式为由学生自带物品，在课堂上展示此物品并做讲解。——译注

我监测者会简要介绍他们发明的自我监测新方法。观众会顺便了解到一些细节，例如演讲者何时吃饭、何时睡觉、何时锻炼、何时排便。

在《经济学人》(*The Economist*)最近的一篇报道中，我们见识了一位投资银行工作人员。他利用自我量化技术来克服睡眠不足，从而使自己变得"更轻松、更敏锐、更活跃"。[29] 另一位自我量化者不仅追踪自己，还把这项技术推广到家人身上，用于记录他妻子的月经周期等数据。[30] 第三位自我量化爱好者开发了一款应用程序，持续监控自己的情绪。她发现，在上班路上吃纸杯蛋糕会让她在当天稍后的时间段心情不好。

我们该如何解释这种记录自我的强迫性动力呢？这样做不只是为了戒掉酗酒或缺乏锻炼之类的坏习惯。对很多自我量化者来说，这个项目的影响力要深远得多。无论是个人生活还是职业生活，他们使用数据来建构生活的几乎所有方面，试图以此提高生产力。这种做法与其说是要弥补自己的各种小瑕疵，倒不如说是要重新塑造整个自我，把自我改造成一家精益企业。

一位企业家在接受《金融时报》(*Financial Times*)采访时，把自己记录生活的行为描述为"经营一家初创企业"。他说："我一直都在看数字，一直都在追踪业务发展状况……你只有通过分析不同的数据点才能得到这些深层次的信息。因此，我开始对自己也这样做。"[31]

把自己当成一家企业来追踪，这完全符合菲利普·米罗夫斯基(Philip Mirowski)所说的"理想的新自由主义主体"的生活。[32] 这个主体不太可能知道自己是新自由主义者，因为，对她来说，政治不如改造身体和提升自我更有趣。她自称实用主义者,她了解我们这个时代提出的无情条件,即自我必须被审视、被提升、被表达。她"意识到自己不只是一名员工或学生,也是一件待售的产品、一条行走的广告、一个自己简历的管理者、一位自身逻辑的传记作者,以及一位自身可能性的创业家"。[33] 对于新自由主义主体来说,身体不再是个人的,甚至也不是政治性的,而是一家企业,为了创造最大的利润,它需要进行精心监控和优化。

这场记录生活运动的很多成员都将这个要义牢记于心。"生物黑客"(bio-hacker)大卫·阿斯普雷(David Asprey)声称,记录生活可以延长你的寿命,提高你的智商,为你带来竞争优势。[34] 畅销书《每周工作 4 小时》(*4 Hour Work Week*)的作者蒂姆·费里斯(Tim Ferriss)也提出了类似的观点。在续作《每周健身 4 小时》(*The 4 Hour Body*)中,他提供了一套"生命黑客"(life-hacker)技术,据称可以提升头脑清晰度和身体健康水平。他坚称,成功的"生命黑客"每天只要睡两个小时就能保持精力充沛,而且能够开发出维持性高潮长达十五分钟的方法。[35]

尽管各种记录生活技术许诺的美好前景各不相同,但其底层理念基本一致:认真监测身体会提高表现水平,这是一种提升自身生产力的方法。

悬而未决的问题是,当我们的生产力提高后,我们应该做什么。我们该怎样利用节省出来的时间?答案似乎是寻找新方法来进一步提高生产力。正如史蒂文·普尔在《新政治家》(*The New Statesman*)杂志上所写,"这里的悖论是,我们太容易把时间都花在研究如何获取一套完美的生产力工具和策略上,却完全没有静下心来做实事"。普尔接着说,"对生产力的偏执成了一种完美的抵抗手段,有效地阻止了提升生产力这个目标的实现"。36 你节省下来的所有时间"一定会累积起来,为你赢得更多的自由时间,可用来寻找和囤积更多提升生产力的技巧,直到你成为一位纯粹的理论大师,用你所能想象的最有效率的方式去做没有任何价值的事"。37 或者,正如叶夫根尼·莫罗佐夫(Evgeny Morozov)对量化自我运动的严厉批评:"通过记录生活找到车钥匙而节省的平均时间:五分钟。彻底被记录生活毫无必要的烦琐行为控制而损失的平均时间:一生。"38

有些人可能将记录生活视为一种书呆子爱好,另一些人则更严肃地对待它。例如,对冲基金格理集团(GLG Partners)最近引入了一款软件,可以追踪员工的睡眠、饮食等生活方式因素,然后分析一组交易人员的生活方式与他们的业绩之间的联系。如果分析中发现任何问题,交易员就得接受生活教练的指导,帮助他们改变生活习惯。对那位鼓吹这些记录生活技术的经理来说,这种做法丝毫不奇怪。他声称:"多年以来,运动员一直在使用这些技术来增添自己的竞争优势,所以在办公室里这样做很合理。"39

发现这些技术有用的不只是金融业。这种记录并管理员工身体行为习惯的做法正快速扩散到其他行业。芝加哥教师工会不情愿地接受了一份契约,该契约要求工会成员加入芝加哥健康生活(Chicago Healthy Lives)保健计划。作为该计划的一部分,教师们必须分享自己的生物特征信息(如胆固醇水平、血压、体重和身体质量指数 BMI),填写健康评估调查问卷(包含关于幸福感、压力和其他更宽泛的问题),在网站上签到并发布信息,每个月至少参加十五分钟的健康相关活动。该计划为那些需要额外援助的人提供健康方面的教练服务，拒绝参加的人则要支付高达600美元的罚款。

随着新设备的出现，雇主们在追踪员工情况方面获得了前所未有的可能性。他们现在可以监控的范围远不止工作绩效。他们可以追踪和分析员工的"健康"指标这种根本性信息。这使得员工的整个生活都暴露在雇主的监控、考量和操纵之下。这种超越传统绩效衡量标准（例如产量或工作时长）的做法，代表着一种隐秘的控制重构。现在，即使是最私密的活动，包括我们吃什么、睡多久、喝多少，都在企业眼里一览无余。

这似乎是一种新奥威尔式的完全控制阶段的开端，吉尔·德勒兹（Gilles Deleuze）的《控制社会后记》（*Postscript on the Societies of Control*）生动地描绘了这一点。[40]在这篇短文中，德勒兹认为，实施控制的场所不再是我们进入然后离开的规训机构。学校或监狱对那些被困在其中的人来说可能是糟糕透顶的经历，但至少它们有明确的边界，有可识别的内外之分。德勒兹认为，在控制社会中，这种边界是不被承认的。人们被囚禁在自己家中，学校的影响力触及每个角落。当然，工作场所也（通过不停响起提示音的智能手机）潜藏在我们的口袋里。控制变成了一种气体，它笼罩并渗透进我们生活的每一个毛孔。这种控制令人陶醉且隐蔽。

对很多记录生活的狂热爱好者来说，它不是一种被迫接受的强制措施，而是他们想要获得个人解放欲望的表达。"作为一个自我量化者，"记录生活的热忱信徒马克·莫舍尔（Mark Moschel）

描述道,"我看到了控制自己的健康、修正自己的行为,从而优化自己生命的长度和质量的潜力。"[41]类似的表述看起来像是怪诞的自我迷恋,尤其是在表述者不断强调"我"和"自己的"的时候。但我们也应该注意到表述中使用的其他词语:控制、修改、优化。如果强调这些词语,我们似乎就会看到另一种更熟悉的话语,联想到弗雷德里克·温斯洛·泰勒的科学管理理论。正如尼基尔·萨瓦尔(Nikil Saval)所说,自我量化和生命黑客技术的兴起让"泰勒的纯粹效率梦想"[42]复活。然而,这一次,秒表不再局限于工厂车间,而是在生活中的每时每刻,甚至连我们睡觉时也在嘀嗒作响。萨瓦尔接着说,我们现在"免于威胁或强迫,主动对自己进行科学管理"。

萨瓦尔提醒我们注意,不要把自我量化者的行为当作他们自恋的表现予以驳斥。实际情况可能正相反:他们放弃了自己的个人计划,心甘情愿地把身体交给了更宏大的生产力事业。克里斯·丹西似乎就是这种情况,他在年龄较大的情况下为了提高自己的就业能力转向了自我追踪。当然,他喜欢测量自己,但他进行自我追踪也是出于生活所迫。他现在做的,只是在不久的将来所有人都必须做的事:"丹西并不认为所有的自我追踪技术都一定有积极效果,但他认为自我追踪技术未来注定大行其道。即使劳动者拒绝雇主施加的更多奥威尔式监视措施,或者公司确定这些措施只会降低生产力,劳动者个体也很可能会使用自我追踪技术来获得竞争优势。"[43]

生命黑客不只是听天由命,意识到我们是要在市场上出售的产品。其中隐藏的信息比这糟糕得多:我们是产品,除非不断升级,否则很快就会被淘汰。新自由主义的主体可能是去政治化的,但这并不是因为他们受困于未来成名的自恋梦想中,而是因为他们受困于一种严酷的认知,即自我管理是唯一可行的道路。这也是乔纳森·克拉里在《24/7:晚期资本主义与睡眠的终结》一书中阐述的观点。他写道:"实际上,我们被迫从事的自我管理劳动之上存在着一种强加的、不可忽视的统一性。选择权和自主性的假象是这个全球自动监管系统的基石之一。"[44]

## 游戏结束

新自由主义主体最引人注意的特点也许是其调和自我实现与循规蹈矩的能力。对自我量化者来说,一丝不苟地收集数据不只是为了个人的满足感,也是为了提高自己的生产力和竞争力。为了保持优势,人们必须适应现行规则,玩这个游戏。

这里说的"玩游戏"不再只是一个比喻。游戏已成为日常的一部分,即使中年男性也会在地铁上玩电子游戏。但是,如今有一个正在蓬勃发展的新游戏类型,其目的不在于获取乐趣或暂时沉浸在幻想世界中。这些游戏旨在提高人们的效率和生产力,无论是作为工人、父母、健身爱好者,还是作为恋人。这类游戏的目的不是让玩家暂时休息或逃离现实,而是帮助人们适应严酷的现实生活和它的压倒性期望,无论这些期望是关于塑造完美的身材、整洁有序的家庭空间,还是提高你的日常微笑频率。改变个人行为习惯的尝试通常被认为是枯燥、费力的,甚至是惩戒性的。有了游戏,情况则不同。就像《欢乐满人间》(*Mary Poppins*)里的魔法保姆一样,游戏令枯燥的活动变得有趣。"要帮药下肚,只需一勺糖"①,她一边唱,一边欢快地跳舞,用她神奇的思想力量(让衣服在空中飞舞,然后轻轻地落到衣柜里)整理房间。这个方法奏效了,孩子们惊讶地瞪大眼睛,很快就开始自己打扫房间。这就是游戏化的理念:把游戏的逻辑应用到真实世界的情境中,让枯燥的事变得有趣。

但是,这些游戏的逻辑到底是什么呢?除了包装得更具娱乐性,这些游戏的基础和孩子们渴望的东西是一样的,和孩子们做了好事时从父母那里得到的东西是一样的,事实上,和孩子们在诊所里顺从地张开嘴巴时从牙医那里得到的东西也是一样的。奖励!游戏引入奖励——勋章、积分,甚至金钱——然后把奖励作为激励手段,不仅激励你继续玩游戏,而且激励你玩得更多、更好,诱惑你进入下一关。

在那些希望与客户建立更紧密联系的企业中,游戏化广泛流行。例如,星巴克设计了一款应用程序,当顾客在一家星巴克门店用这款应用签到时,就会获得勋章和免费饮料奖励。谷歌新闻应用则给那些经常阅读新闻的读者勋章奖励。谷歌解释说,把阅读新闻变成一种游戏会让它更有趣,激励人们阅读更多内容。

类似的逻辑同样适用于处理人际关系等日常问题。使用一款名为"爱情油箱"(Kahnoodle)②的应用程序,你可以将自己的婚

---

① 一句俗语,指为了忍受不好的东西而作为安慰的(通常是少量的或微小的)好东西。——译注
② 此应用程序的英文名是单词"canoodle"(亲吻爱抚)的变形,无官方中文名,此处中文名采用其核心功能意译。——译注

姻也变成一个游戏。以下是一位用户对这款应用程序工作原理的解释:"如果你为伴侣做一些小事……你就会得到爱情油箱被加注的信号。如果你不做,你就会得到爱情油箱快空了的信号。"45当你的爱情油箱被注满后,就可以申请奖励,比如一次舒适的按摩。用户的希望似乎是,通过小心监控爱情油箱并获得奖励,他们可以加深彼此的亲密关系。

如果你愿意,现在你可以把自己的整个生活游戏化。使用一款名为"史诗级胜利"(Epic Win)的应用程序,你可以"升级你的生活"。这款应用程序会把你的个人待办事项列表变成一款游戏。你可以创建一个"化身",然后通过完成基本的日常事务,例如洗衣服或回复电子邮件,在地图上一步步前进,完成探险。获得胜利后,你的化身会获得奖励,这些奖励可以用来"升级"并获得"史诗级战利品"(例如化身可使用的新装备)。开发者告诉《卫报》,使用这款应用程序时"你可以获得的益处包括整洁的住所、更有条理的工作日,以及成功实现任何你期待的生活目标。"46

这正是游戏化被合理化的方式:利用与奖励相关的心理学机制来制造我们想要的结果。人们增进彼此的亲密关系,或者阅读更多新闻,这有什么不好呢?这难道不会让公民更快乐、更有见识、更有能力应对这个世界吗?游戏化还可以应用在节食方面。减掉一些多余的体重难道不好吗?尤其是通过适当的奖励机制推动减肥进程,让减肥变得简单而没有痛苦。

利用奖励来塑造人们的行为,这是 B.F.斯金纳(B.F. Skinner)的行为主义心理学的核心理念。斯金纳对受控条件下的动物进行实验,发现生物会对奖励作出反应,那些可以持续获得奖励的行为会随着时间而被强化。多年来，这种观点广受批评。在学术界，诺姆·乔姆斯基（Noam Chomsky）在一系列作品中对斯金纳进行了抨击，认为斯金纳关于人类的头脑是一块可以任意书写的白板这个假设"完全荒谬，毫无根据"。[47]在学术界之外，对行为主义心理学最严厉的批判来自1971年上映的电影《发条橙》（*A Clockwork Orange*）。这部电影由斯坦利·库布里克（Stanley Kubrick）根据安东尼·伯吉斯（Anthony Burgess）的同名小说改编。

斯金纳的理论卷土重来似乎令人惊讶，尤其是在当下这个崇尚个人选择和自我实现的时代。对于当代英雌/雄来说，没有什么比服从专制命令更令人反感。即使如此，斯金纳的行为塑造理论仍基于"人类的意志力极其有限"这个假设站稳了脚跟。行为科学家让·阿尔韦-贝里诺（Jean Harvey-Berino）在接受《大西洋月刊》（*The Atlantic*）关于减肥的采访时说："意志力不起作用。有效的减肥方法很大程度上仍依赖斯金纳理论——通过持续一段时间给出反馈来塑造行为，并建立不刺激减肥者吃不合适食物的环境。"[48]

此处，我们再次面临矛盾：一方面要求服从权威和循规蹈矩，另一方面又要求个人表达和自我实现。屈服于一个专制机构，似乎削弱了你自己的能动性和自主性。因为它不仅告诉你该做什么，而且还根据你的行为施以相应奖惩，从而更有效地塑造你的行为。

但是，大众对此的看法发生了变化。随着量化自我运动中自我追踪者对技术的采用，斯金纳的行为主义心理学又一次流行起来。斯金纳的理论并没有与生活记录者的自由主义理念发生冲突，反而成了这种理念的延伸，让他们能够专注于自我提升。现在，对这些技术的使用超出了创新者和早期采用者①的范围，广泛延展至大众。任何人都可以在手机或电脑上下载斯金纳式应用程序。广受欢迎的应用"减它！"（Lose It!）就是其中之一。设置目标体重和时间表后，用户会得到图像化反馈，帮助他们改进自己的行为。其他应用则更进一步，使用了惩戒性手段。"健身房契约"（GymPact）就是一个例子。正如《大西洋月刊》的一篇专题文章所述，这款应用程序：

> 要求用户承诺每周去健身房一定次数，并同意每少去一次健身房至少要损失五美元。该应用程序通过GPS定位来确定用户是否去了健身房，如果用户没有按计划前往，他们的信用卡就会被扣款。然后，开发这款应用程序的公司会把"缺席费"分配给那些履行了每周去健身房承诺的人——这样，你去健身房就会得到激励，不去健身房就会受到惩罚。[49]

其他一些更先进程序的影响力延伸到了手机屏幕之外。其中一个例子是"翻新生活"（Retrofit），它专注于改变用户的行为模式。《大西洋月刊》上的那篇文章也描述了这款程序："'翻新生

---

① 创新者（innovators）和早期采用者（early adopters）是社会学家埃弗里特·罗杰斯（Everett Rogers）在创新扩散理论中提出，指的是社会上最先和第二批接受新思想、新技术、新产品的人。——译注

活'的用户可以在线追踪自己的饮食和运动情况,每周一次通过Skype视频聊天与一位注册营养师、一位心理学家和一位思维模式教练进行交流……一年期满后,付费用户仍可安排不定期的咨询,'翻新生活'还会继续通过无线联网的体重秤监测他们的体重,以便在用户体重反弹时派教练帮助他们。"

如果说自我追踪者心甘情愿地向这种新威权主义屈服,甚至花钱让外部机构像幽灵般监视自己显得很奇怪,那么再考虑一下他们与数据和信息的关系,就会感到更多的矛盾。他们乐于公开分享关于自己身体和日常行为的数据,同时又强烈抗议政府对数据的收集和存储。美国国家安全局前员工兼"吹哨人"爱德华·斯诺登(Edward Snowden)是一位坚定的自由主义者,他揭露了美国政府不但暗中监视潜在的敌人,还监视自己的盟友和国民,因此成为网络上的自由主义布道者心目中的英雄。这些自由主义布道者陷入了奥威尔式的恐惧,将政府视为监视本国公民的丑恶恐怖机构。

这种恐惧完全集中在父权制政府及类似机构上。如果你问自由主义者的意见,他们会认为所有这些政府和机构的存在都是为了限制人们的自由。与此同时,他们却很少提及企业,尽管企业长期以来已经以相对不受干扰的方式收集了海量数据。谷歌和脸书等公司之所以有这么高的价值,不在于它们提供的服务,而在于它们掌握的数据,它们利用这些数据帮助广告商向潜在客户定向投放。例如,安客诚(Axciom)公司收集了大量数据,据说它拥有数亿美国人的数据记录。通过处理这些数据,该公司给人们贴上了一系列按预设分类的标签,例如"住巨无霸豪宅,开厢式旅行车"①和"有富裕父母的成年人"。⁵⁰有一个著名的案例,一位十几岁的女孩收到了汽车婴儿安全座椅和尿布的优惠券。女孩的父亲向安客诚公司投诉,指责他们鼓励少女怀孕。后来,他发现自己的女儿确实怀孕了,于是又打电话道歉。她没有告诉任何人,但她的消费模式暴露了她的秘密。

把个人数据泄露给企业可能产生什么样的后果?企业将来可能会怎样使用这些信息?在英国的反乌托邦主题电视剧《黑镜》(*Black Mirror*)中,我们找到了一个怪异的答案②。对生活彻底失望的年轻人宾厄姆·马德森(Bingham Madsen)被简称为"宾"。他住在一个巨大而没有个性特征的建筑群中,人类学家马克·奥热(Marc Augé)会将这种建筑群称为"非地点"(non-place)。⁵¹他的小房间是未来版本的单间宿舍,只有一张床,四面墙都是液晶显示屏。这些墙就像一台无法关闭的电视机,会一直亮着,播放为个人定制的广告。宾住所的屏幕上最常出现的内容之一是一档名为《魅影娇娃》(*Wraith Babes*)的软色情节目。这些广告遍布整个建筑群,有屏幕的地方就会有广告,包括公共厕所和食堂。当宾在公共厕所偶遇一位令他着迷的女性时,《魅影娇

---

① 巨无霸豪宅(McMansion)是美国的房屋类型,名字来自麦当劳。这种房屋被认为是建筑中的"快餐",多位于新兴富人社区。虽然是面积超大的独栋住宅,但它们是由开发商批量建造的而不是由设计师或户主设计的,其建筑风格通常是对历史豪宅的拙劣模仿,在材质和细节上都比较廉价,房屋折旧的速度也比较快。厢式旅行车(Minivan)是美国的汽车类型,类似国内所称的多用途车(MPV),通常印象中是多子女家庭常用的车型,有较大的活动和储物空间,方便一家人出行。——译注
② 此处提到的情节来自《黑镜》第一季第二集"一千五百万点"(Fifteen Million Merits)。——译注

娃》的广告突然出现，打断了他们的谈话，暴露了宾的秘密观看习惯。

这是一个控制社会。你的每一小步和每一项日常活动都会被记录下来，以此决定你获得的个人价值点数，这个数字始终显示在你的屏幕顶部。个人价值点数可以用来在自动售货机上购买食物、在刷牙时兑换牙膏、看电影或者玩流行的游戏。为了获得点数，宾和建筑群里的其他居民穿着灰色的运动套装，整天在健身房里锻炼。他们从早到晚一直骑着动感单车——为他们周围无数的液晶显示屏供电。在骑车收集点数的过程中，他们可以选择看电影、玩游戏，或者只是观看自己的"二重身"在人造的乡村道路上骑车。（这不得不让人联想到动感单车办公桌，人们在这种办公桌前同时工作、锻炼、生产能源。）

这部电视剧描写的是不稳定性无产者的循环生存方式。他们长时间工作，既没有目标感，也没有向上流动的机会。他们通过一整天骑单车获得的点数只够勉强维持生活：买食物并在房间里消费一些逃避现实的娱乐内容。值得指出的是，他们还不是最惨的，严重肥胖者的地位更低，只能留在建筑群里打扫卫生，并不断遭受虐待。对这些朝不保夕的单车骑行者来说，生活是一种冗长且无聊的体验，廉价的娱乐又使这种无聊感加倍。若想改变自己的生活，摆脱被困在建筑群中的不确定性生存方式，唯一的途径是参加《高手》（*Hot Shots*）的试镜。这是一档类似《X因素》（*X-Factor*）的选秀节目。只有少数人可以做这个选择，因为它需要花费1 500万点数，这是一个人要用尽一生积累的数字。

在这里，我们应该联想到实习。实习通常是摆脱不稳定性状态的必要途径,但现在实习机会却被拍卖出售。正如安德鲁·罗斯所述:"一个在范思哲(Versace)实习的机会在拍卖会上以 5 000 美元成交,《赫芬顿邮报》的新闻博主实习职位拍出了 13 000 美元,还有人花了 42 500 美元,只为在《时尚》(Vogue)杂志社实习一周。"[52]

这把我们带回了本章开头的讨论。作为一位全职的求职者,你落入一场游戏,不是主动选择,而是迫不得已。很难搞清楚这个游戏到底是为了谁的乐趣而设计的,但肯定不是为了玩家自己,因为他们被困在了无休止的悬念中,在希望与绝望之间不知所措。奥弗·沙龙写道:"求职者必须不断相信,每次申请职位时,他们都有真正的机会'赢'。"[53]这给选择的意识形态带来了出乎意料的转变。找工作的关键是选择和个人努力:如果我们足够努力,无论是在简历上,还是在态度上,我们最终都会得到自己想要的。但这并不是事情的全貌。除了选择和努力,我们还需要运气。

这种机会与选择之间的矛盾关系定义了新自由主义者的现实。要了解它在实践中的相关运作,可以看看企业如何开始使用游戏来寻找合适的新员工。硅谷一家名为"门道"(Knack)的小型初创公司推出了一系列可用于改善招聘流程的电子游戏。其中一款是探索冒险游戏"地牢涂鸦"(Dungeon Scrawl)。另一款是模拟经营游戏"山葵服务员"(Wasabi Waiter),玩家在一家人满为患的寿司店工作,负责接受客人点单。"这些游戏不只是用来玩的,"记者唐·佩克(Don Peck)在《大西洋月刊》上指出,"它们由神经科学家、心理学家和数据科学家组成的团队设计,目标是确定玩家的潜力。"54 根据门道公司的创始人盖伊·哈尔夫泰克（Guy Halfteck）的说法，只要玩二十分钟游戏，就足以生成"你的心理和智能的高精度分析，以及你作为领导者或创新者的潜力评估"。

这意味着，合适的职位候选人具有隐藏的才能，这种才能无法通过面试或其他测试等常规方法识别。然而，我们可以通过一个人如何玩电子游戏来区分出真正的人才。有趣的是，这加剧了模糊性。在玩游戏之前，雇主和职位候选人都不知道什么样的人会成为合适的人选。

这里的关键是从选择的意识形态转向被选择的意识形态。"我们所有人都注定要过充满选择的生活，"齐格蒙特·鲍曼说，"但并非所有人都有办法成为作出选择的人。"55 当前，新自由主义群英荟萃，不稳定性与人才思维模式相遇，鲍曼所说的情况不得不被扭转。今天，并非所有人都有办法成为被选择的人。这就是关于选择的未来：虽然并不保证你会被选中，但你仍然有机会，只要你先支付 1 500 万点数参加选秀节目，或支付 42 500 美元去《时尚》杂志实习。

这种人才彩票的残酷经济现实给当代英雌/雄造成了一些严峻的存在性难题。毕竟，当代英雌/雄相信自己可以随时成为任何想成为的人。但现实的限制远超他们的能力：只有他们碰巧在那个伟大的选秀节目（也就是劳动力市场）中被选中，他们才能成为自己。

## 第五章
# 告别健康综合征

> 让健康见鬼去吧。[1]
>
> ——伊万·伊里奇（Ivan Illich）[①]

## 病床的自由

我们通常认为运动损伤是不便之事，但对卡尔·奥韦·克瑙斯高（Karl Ove Knausgård）史诗般的六卷本自传体小说《我的奋斗》（*My Struggle*）中的主人公来说，却并非如此。在他每周一次的足球比赛中，卡尔·奥韦摔断了锁骨。从急诊室回家后，他描述了这个不幸事件带来的出人意料的快乐：

> 吃完饭，我躺在沙发上，垫着靠枕，观看电视上的意大利足球比赛。自从我们有了孩子，这四年里，我只有一次这样

---

① 伊万·伊里奇（1926—2002），奥地利哲学家，天主教神父，以对西方现代社会的批判闻名。——译注

的体验。当时我病得很重,动弹不得,在沙发上躺了一整天,看了十分钟《谍影重重》(Jason Bourne)的第一部,睡了一阵儿,又断断续续地呕吐。尽管全身疼痛,基本上可以说是绝对无法忍受的疼痛,但我仍然享受每一秒。大白天躺在沙发上!看电影!现在我又有了同样的感觉——我什么都做不了。不管我的肩膀有多难受,时而灼烧,时而刺痛,时而隐痛,它们都压不住能够彻底平静地躺下带来的愉悦感。[2]

受伤和疾病是生活中不可避免的部分,通常被视为不幸。克瑙斯高的睿智之处在于,他揭示了我们共享的内疚秘密之一:失去行动能力可能很不方便,但它远比处理我们每天面对的众多要求(工作、做家务等,当然还有照顾自己)好得多。重病和受伤是卡尔·奥韦四年来仅有的两次感到轻松的时刻。生病把他从日常要求的束缚中释放出来,最终让他能够真正生活。对克瑙斯高来说,真正的生活似乎并不能从参加运动,或是全力追求最大限度的健康和幸福中获得。相反,正是在无力活动并屈服于伤病的时刻,他才开始享受自我。

在罗伯·卢卡斯(Rob Lucas)的短篇自传体文章中,我们发现了极为相似的情感表达。卢卡斯描述了自己作为一名网络开发人员时,工作如何开始渗透他生活的方方面面,包括他的梦想。当他自问什么时候才能休息一阵时,他能想到的只有生病。他写道:"只有当疾病降临,我非自愿地失去了工作能力,我才真正重获了属于自己的额外时间。在流感开始发作时感到欣喜,想到在康复期的昏昏沉沉中,我终于能够花些时间去做之前因工作而搁置的事,这种感觉很奇怪。"³ 对卢卡斯来说,流感是一种"秘密武器",他可以用它来赢回自己的生活——至少赢回一两天。他继续说,这种病痛"并不是由所谓的入侵者施加的"。它"不仅仅是病理学的,不是外部强加给身体的偶然事件"。相反,他的病痛"几乎出于主动意愿,是身体自己要求的假期"。

把疾病看作一种出路,逃避始终存在的工作要求,或者更宽泛的日常生活的要求,绝非克瑙斯高和卢卡斯等后工业时代创意工作者的专利。它有更为深远的历史根源。在《疾病的隐喻》(*Illness as Metaphor*)一书中,苏珊·桑塔格(Susan Sontag)指出,在19世纪和20世纪初,结核病①患者通常被描绘成热情、性感、敏感、有趣、富有创造力的人。他们表现出了19世纪资产阶级社会所缺乏的一切特质。如果你得了结核病,人们就会觉得你可以逃避社会对体面成员的要求:"结核病患者是一个退出了社会的人,一个不停歇寻找健康之地的流浪者。从19世纪初开始,结核病成为一种新的流亡理由,可以把生活中大多数时间用来旅行。"⁴ 只有在风景美丽、远离尘嚣的地方,例如高山和沙漠、南太平洋群岛和地中海,才能让结核病人获得短暂的歇息。结核病逐渐不仅被视为一种可怕的疾病,还被视为"一种远离俗世而不必为离开这个决定承担责任的方式"。⁵ 桑塔格认为,托马斯·曼(Thomas Mann)的《魔山》(*The Magic Mountain*)是这种情况的最佳写照。在这部小说中,汉斯·卡斯托普(Hans Castorp)是德

---

① 结核病,经常被译为"肺结核",但实际上也可能是骨结核或更少见的消化系统、泌尿系统结核。——译注

国汉堡一位稳重的年轻市民,他去瑞士阿尔卑斯山的一家疗养院探望一位朋友。卡斯托普原计划只住几周,但在得到一份不靠谱的结核病诊断书后,他在那家疗养院住了七年。他享受山区的空气和不需要负责任的生活,并与有趣的同伴长时间讨论哲学。也许,这就是克瑙斯高和卢卡斯梦想的归隐生活。在疾病造成的昏沉状态中,他们看到自己逃向属于自己的魔山。

对于大多数办公室职员来说,远离日常生活七年这个选项根本不存在。事实上,只要离开几天就会招致怀疑。出于不正当理由请病假,例如为圣诞节购物、从宿醉中恢复,或者享受晴朗美好的一天,已成为禁忌。最近的一项研究甚至表明,多达74%的人即使真的生病了也会坚持上班。[6]虽然我们或许也幻想着逃往自己的魔山,但我们中的大多数人还是不顾身体的抗议,继续表现出工作高效率。

一些雇主采用了些许通融的态度,他们现在承认员工需要偶尔放一天假。通过提供"羽绒被日"(duvet day,即员工不想上班时可以临时向雇主请假)①,这些雇主试图减少员工不合理"病假"的次数。一家户外服装制造商在这方面更进一步,他们把员工装病的病假用作广告宣传的一部分。[7]这家公司的一本产品宣传册上有一张图表,展示了一位员工的缺勤与当地海浪大小之间的关系。这位员工热衷于冲浪。

疾病的魅力在于,它能够掩饰我们社会最大的恶习之一:无

---

① 羽绒被日指的是员工可以在带薪休假日以外,额外申请的一天假期,通常用来放松身心、调整自我。——译注

所事事。只有当身体罢工时，我们才被允许离开工作场所、不去健身房，或是缺席生活教练的课程。疾病允许我们不上班打卡，至少能暂时这样。有些行为原本被视作懒惰，在生病时却变成了休养的方式，更容易被人们接受。通过屈服于疾病，我们既遵循又废除了生物道德的核心命令之一——"倾听你的身体"。正如克瑙斯高和卢卡斯向我们展示的，对疾病的屈服开辟了一个临时性的空间，让人可以暂时免于责任的重负。在病床上，我们被允许追逐自己的幻想，无论这看起来是多么懒惰和堕落。但一切只能持续很短时间。《魔山》中的汉斯·卡斯托普可以在疗养院里待七年，后现代社会的办公室职员通常只能休息几天，超出这个期限，他或她的疾病就会被雇主视为一个亟待解决的问题。

对一个正在从疾病中康复的人，雇主可能会给予一定程度的宽容。但如果这个人被视作"对恢复健康缺乏积极性"或"拒绝康复"，那又另当别论。这里隐含的假设是疾病并不只是意外事件，而是一种我们自己造成的后果，一种我们至少要承担一部分责任的东西。这个假设由来已久，桑塔格将它追溯到19世纪末的医生格奥尔格·格罗德克（Georg Groddeck），此人宣称"病人创造了自己的疾病"。[8]另一位医生卡尔·门宁格（Karl Menninger）也提出了类似观点，他宣称"疾病在一定程度上是世界加诸受害者的，但更大程度上是受害者加诸于他所在的世界和他自己的"。[9]在撰写《疾病的隐喻》一书时，桑塔格身患癌症，正在接受治疗。她注意到周围的人也会表达类似的观点。在她看来，"这些荒谬而危险的观点成功地把疾病的责任推给了病人"，"能否痊愈被认为主要取决于病人的自爱能力，但这种自爱能力已经遭受严峻考验或是被严重削弱"。10

在一项近期的研究中,芭芭拉·埃伦赖希在癌症患者群体中发现了极为相似的情绪。在一个主要面向乳腺癌患者的网站上,她发现了一些积极的主张,例如"不要为任何不能为你哭泣的东西哭泣";"当生活给你酸柠檬时,挤出微笑";"不要只等待你的船到来……游出去迎接它"。①她还注意到一位患癌的名人宣称:"癌症是发生在我身上的最好的事情""我幸福的源泉,出乎意料,就是癌症"。她偶然读到的一本书甚至称癌症为"恩赐"。11

虽然这种话语貌似比我们在格罗德克和门宁格那里听到的更积极,但其中的含义实际上并无区别:即使患者对癌症发生的过程没有责任,他们也要对患上癌症这个结果负责。一些积极思维的施行者采取更谨慎的态度说,虽然我们患病这件事可能并非出于主动选择,但我们可以选择如何体验病痛。如果我们选择积极地乐观面对疾病,我们就能重新获得自我控制感和主观能动性。如果我们选择屈服和放弃,病情恶化就成为了我们自己的过错。

疾病不仅无法为我们开辟逃离健康命令的出路,反而可能起到反作用。它可能会创造出一个世界,其中生病的人又被拖回到必须恢复健康的专横命令之下。在过去,病人只需要休息,但现

---

① 这三句口号分别是三句英语习语的变化,第一句来自"不要为打翻了的牛奶哭泣"(don't cry over spilled milk,指为无法挽回的事悲伤没有意义),第二句来自"当生活给你酸柠檬时,就把它做成酸甜的柠檬汁"(when life gives you lemons, make lemonade,有随遇而安、苦中作乐、在逆境中有所作为等含义),第三句来自"等待船到来"(wait for ship to come in,指等待成功等好事自然发生,有听天由命的意思)。——译注

在,只是休息不够了,病人必须通过积极思维、参加互助小组、坚持忍受特殊饮食等方法来努力恢复健康。疾病可能会暂时把我们从工作中解放出来,但它肯定不会把我们从追求健康的工作中解放出来。结果就是生病变成了另一份全职工作,需要预约参加活动,需要实现健康目标,需要培养正确态度。

## 接受肥胖

在拉斯维加斯,有一个地方的菜单肯定与健康毫无关系,它是一家名为"心脏病烧烤"(Heart Attack Grill)的令人侧目的餐厅。这家餐厅在网站上吹嘘道:"我们的饮食方案是全美国唯一有效的。"当你走进这家餐厅时,会有一位身穿护士制服的性感女服务员迎接你。她会帮你换上病号衣,并给你系一个患者手环。主菜单是单层、双层、三层和四层的"心脏搭桥"汉堡。体重超过 350 磅的顾客可以免费用餐。用餐结束后,一位护士服务员会用板子打几下你的屁股。你明知道这一餐不是医生建议的健康饮食,可以假定这是为了减轻你的负罪感。他们的网站上有一系列视频,都是羞愧的美国人吃完超高热量大餐后被打屁股的画面。事实是,这种饮食方案似乎确实很有效。2012 年 2 月 11 日,一位顾客在享用三层的"心脏搭桥"汉堡时死于心脏病发作。一年后,又一起丑闻爆发:一位前女服务员透露,餐厅要求她给一位昏迷的食客拍视频,以便把视频发给媒体。[12]

"心脏病烧烤"为我们提供了健康命令的倒置景象。它不鼓励顾客倾听自己的身体,认真监控热量摄入,创造健康的自我。

相反，它鼓励顾客忘掉自己的身体，无视健康饮食建议，放纵不健康的欲望。在理查德·克莱因的后现代反健康饮食书籍《吃脂肪》中，也有类似的想法。他简短地思考了如何实现反健康饮食。"设计一个饮食方案，只吃油脂如何？"对克莱因来说，全脂饮食可能是一条出路，能够帮他摆脱对苗条和健康的不现实的要求。克莱因认为，脂肪是一个"明显的标志，表明我们在生活的关键领域没能做到我们该做的事。它是一个我们无法逃避的深井，不断产生失望、悲伤、内疚、自卑，产生无法摆脱的羞耻感"。[13]

"心脏病烧烤"把这种对脂肪的赞美变成了一种公关噱头，但也有人试图更严肃地对待这种支持脂肪的观念。在伊姆加德·蒂施纳（Irmgard Tischner）的著作《肥胖生活》（*Fat Lives*）中，我们见到了一些超重女性。她们在公共场合遵守社会规范，吃正确的食物，但回到自己的家这个私人空间则反叛规范，想吃什么就吃什么。[14]对她们来说，进食并不是为了充饥，而是为了抵制女性必须苗条这条压迫性的社会规范，这种对食物热量的激进态度并不局限于个人领域。"接受肥胖"运动试图把肥胖纳入资产阶级体面观念的范畴，让肥胖人群重获尊严。美国促进接受肥胖协会（National Association to Advance Fat Acceptance，NAAFA）等组织博得了民权运动的议程，以促进平等、消除歧视并为超重者赋权。他们将超重者的苦难与其他少数群体做了比较。他们的宗旨宣称："数百万肥胖的美国人……构成了一个少数群体，具有很多其他少数群体的共同特征：自卑、内疚、遭受就业歧视、被商业利益剥削，而且成了被嘲笑的对象。"他们发起了各种保护超重者尊严的运动。例如，旧金山湾区的组织发起了一场成功的运动，撤下了旧金山市一些歧视肥胖者的广告牌。该协会还支持旨在消除体重歧视的法律措施。但是,接受肥胖运动的主要关注点之一似乎与生活方式有关。安妮·柯克兰(Anne Kirkland)对接受肥胖运动进行了研究。她指出,NAAFA 的年会中有很多关于健身、艺术和手工、个人护理、旅游和性的研讨会。[15] NAAFA 提供的课程内容包括"水中有氧运动""重获爱自己的力量""爱胖女人的男人"以及"关于肥胖者的性爱,你想知道但又不敢问的一切"。在采访接受肥胖运动的成员时,柯克兰注意到他们渴望展示自己其他方面的积极特征,比如工作表现出色。

接受肥胖运动的奇怪之处在于,在无法满足特定体型标准的情况下,他们试图利用健康概念(虽然你胖,但你是健康的)和其他与积极生活相关的特质(外向、勤奋、富有冒险精神)来获得合理性和尊重。很多接受柯克兰采访的人都强调了他们有积极主动的思维方式和生活导向。例如,一位大码选美皇后解释说:"如果针对肥胖人群的就业歧视存在,我认为它主要存在于我自己的脑袋里。我这么说,是因为我现在的想法是,'我很聪明,我有才华,我会让你知道,我很聪明,我有才华。如果这样你还是不想雇用我,那我也不想为你工作'。这种想法给了我很大力量。"[16] "两个大蛋糕"(Two Whole Cakes)是一位接受肥胖运动成员开设的博客。在这个博客上,也可以看到类似的乐观态度。其中一篇文章宣称:"该死,我到底有多忙?真的,真的很忙!"说这话的不是一个应该被谴责的又胖又懒的人,而是一位当代英雌,她自豪地宣扬一切与健康综合征相关的价值观,除了一条:瘦。这指向理查德·克莱因研究接受肥胖运动时发现的一个问题:"'接受'往往意味着顺从,是不情愿地接受那些自己无法改变但内心深处仍然渴望改变的东西。"他接下来指出:"这些超重者要求他人的宽容,又经常以自我憎恨的形式继续分享对肥胖的普遍仇视。"[17]

接受肥胖重申了超重者试图抵制的意识形态。接受肥胖的理由似乎是:我可能很胖,但我坚韧、外向、积极,能展示自己的个性,因此我值得(一定程度的)尊重。在这个意义上,接受肥胖运动很大程度上赞同了相同的健康观念,即坚持不懈地强调健康和幸福关系。他们只是试图稍稍调整人们对身材的看法,让更胖的体型也被归入可接受的健康范畴之内。接受肥胖运动提醒其参与者,无论体型胖瘦,他们都可以锻炼身体、享受活跃的性生活并参加选美比赛。接受肥胖运动的支持者认为,要放弃对纤瘦体型的追求,就应该在所有的其他方面更努力,变得更积极活跃、更爱交际、更有趣。

# 结　论

> 与严格意义上的幸福(happiness)相比,我们可能更喜欢愉悦(pleasure),因为它是在我们处理事务的过程中偷得的短暂陶醉时刻;我们也更喜欢愉快(gaiety),因为它是伴随着生命发展的轻松醉意;我们尤其喜欢欢乐(joy),因为它以惊喜与欢欣为前提。
>
> ——帕斯卡尔·布吕克内,《永久的欣快感》
> (*Perpetual Euphoria*),2010[1]

2013年初,《纽约书评》(*The New York Review of Books*)发表了小说家扎迪·史密斯(Zadie Smith)的一篇文章《欢乐》(*Joy*)。对部分读者来说,这篇文章可能与该杂志的其他内容显得不太协调。在对意大利画家拉斐尔晚期长篇作品的严肃思考和对探索鸟类内心世界近作的专家评论之间,读者看到史密斯描述了一个在夜店吸毒跳舞的自己。尽管那个夜晚发生在约二十年前,作者仍细述了它的重大意义。它让作者接近——极其接近——她描述为欢乐的东西，一种"恐惧、痛苦和喜悦的奇异混合物"。2

正如本章开头引语中布吕克内的论述，欢乐以惊喜与欢欣为前提。但它也有颠覆性和破坏性的效果。它牢牢地抓住我们，粗暴地晃动我们。所以，欢乐是一种罕见的情感体验或许是件好事。正如史密斯所说："如果你问我是否想要在生活中体验更多的欢乐，我完全不确定，因为事实证明欢乐是一种难以应对的情绪。"

欢乐的明显特征在于它超越了愉悦。弗洛伊德告诉我们，愉悦和放纵互不相容。愉悦原则背后的整体理念是，我们应该像糖尿病患者调控自己的血糖水平那样，调控我们的愉悦摄入量。过多的愉悦不是个好消息，它意味着我们很快就要付出痛苦的代价。在寻求愉悦的同时，我们也试图回避不悦。这需要决心、努力和节制感。你可以吃一个汉堡，只要它是健康、有机、由草饲牛肉制成的，而且吃完之后你去跑步。这样做会优化你的幸福和健康状态，同时也能证明你是一个审慎之人。

我们不断被提供这些有节制的愉悦：低因咖啡、安全性行为、脱脂巧克力、无糖饮料。哪怕是贩毒集团正在开发一个公平贸易①的可卡因品牌，我们也不会太惊讶。

我们的社会提供了太多有节制的愉悦。然而，欢乐却是罕见的。扎迪·史密斯回忆说，在她的一生中，她经历过五六次欢乐。

---

① 这里的公平贸易（原文为 fairly traded，商品标签上常简写为 Fair Trade 等形式）指向一种认证体系，主要针对通常在发展中国家生产加工后销售到发达国家的商品，要求商品在生产过程中保障劳工获得合理报酬、安全的工作环境、性别平等、受培训和教育的机会等权益。——译注

其中有几次与爱情有关：在一些非凡的时刻，无聊的外部世界将会消失。在一个特别的人身边，现实将呈现出新的形态。在这样的时刻，没有什么比试图控制和管理自己的欢乐更奇怪。当别的事情似乎都不再重要时，我们也不再躲避潜在的危险。当史密斯和她当时的恋人被困在博物馆的院子里时，这对情侣考虑的是在石狮子身上睡一晚，还是冒着摔断脚踝的风险，翻高墙跳出去。不用防备痛苦。不用担心危险。只有欢乐。

然而，史密斯在她的作品中描述得最生动的欢乐并不是爱情带来的颠覆性体验，而是发生在伦敦老史密斯菲尔德（Smithfield）肉类市场附近一家名为"织物"（Fabric）的夜店里的吸毒经历。据作者描述，那是一个彻夜狂欢的夜晚，从任何角度来说都令人难忘，夜店播放的是每个人都已经熟悉，但在那一刻感觉像是第一次听到的那种音乐。毒品开始生效，音乐强化了这种效果。没穿上衣的男人们和穿着围裙般上衣的女人们在舞池里合为一体，每个人都在跳舞。这是一个特别的夜晚，一个充满欢乐的夜晚。

"不列颠的同胞们！"她写道，"你们中的那些人，我是说，那些吃过第一代苯丙胺摇头丸，却足够幸运地没有经历不良甚至致命反应的人——是的，我有一个问题要问你们。那种感觉就是欢乐吗？"史密斯并不完全确定，但那是一个难忘的夜晚，这一点无可争议。她描述了自己是如何沉浸在一个被同一种毒品影响了心智的人组成的飘飘欲仙的世界。她回忆道，当她迷失在音乐中时，"一个瘦削的男人，长着一双巨大的眼睛，穿越一片人海，向我伸出了手。我握住他的手。我的头顶飞走了。我们一直跳舞，跳了又跳。我们完全投身于欢乐之中。"她不记得这个狂舞者的名字,只是称他为"笑脸"(smiley)。"你感觉到了吗?"他一直在重复这句话。"你现在感觉到了吗?"他似乎全身心地关注着她的体验,并坚定地认为她应该感觉到那种欢乐。

欢乐不同于愉悦。"海滨度假是一种愉悦,"史密斯说,"但在舞池里我就是欢乐本身。"

史密斯很快就意识到,这种欢乐是无法持续的。醒来那一刻,她就发现"笑脸"不再是一个"灵兽或救世主",而是成了"一个无聊透顶的瘦弱瘾君子,抽着大麻,还想跟我借二十英镑打车"。她很快就开始怀疑,这个夜晚,这个把《我能踢它吗》(*Can I Kick It?*)与《少年心气》(*Smells like Teen Spirit*)①混音到一起的时刻,是否真的有过欢乐。也许它只是化学合成毒品引发的幻觉。

赋予这一刻分量和意义的是它的无常。与容易被替代的日常愉悦不同,欢乐是不期而至的,也以同样无法预料的方式离开。它不能轻易地被重复、被复制、被复活。欢乐会消逝。试图将欢乐复活只会给我们留下一个空壳。对史密斯来说,正是因为我们意识到了,总有一天,这种欢乐的体验将会消失,才使得欢乐比任何节制的、可重复的愉悦都重要得多。

史密斯的夜间冒险二十年后,一家新店在距离"织物"位置不

---

① 《我能踢它吗》是美国嘻哈音乐组合探索部落(A Tribe Called Quest)的歌曲,发表于 1990 年。《少年心气》是美国摇滚乐队涅槃(Nirvana)的歌曲,发表于 1991 年。这两首歌都不是锐舞派对上通常会播放的电子舞曲类音乐,这里应是作者用这两首歌的风格和内容来形容那个夜晚,一方面像《我能踢它吗》一样轻松快乐宣扬派对文化,一方面又像《少年心气》一样充满狂暴绝望,表达经历精神危机的年轻人对现代社会的愤怒和反抗。——译注

远的地方开业。这家店名为"牵牛花"(Morning Glory)①。这里严格禁止毒品,严格禁止酒精,不仅如此,一切形式的过度享乐都不得出现。每天一大早,几百名在伦敦城里工作的人来到这里,随着夜店里流行的深浩室(deep house)舞曲跳舞。³一位组织者解释道,"这就和去夜店一样,但你从这里出去的时候,不是感觉糟糕地跌跌撞撞走入黑暗,而是感觉很棒地去上班。你在这里不喝啤酒,而是喝咖啡、吃可颂面包,享受按摩。"⁴

"牵牛花"旨在改善你的身体状况,最大限度地提升你的健康水平,并帮助你为漫长而高效率的一整天工作做好准备。对想要用锐舞开始一天的当代英雌/雄来说,"牵牛花"是必去的游玩之所。在这里,你不会遇到精神恍惚的瘦弱瘾君子"笑脸",你更可能遇到的是一位会详细记录妻子月经周期的生活记录者。

"牵牛花"不是一个充满欢乐的地方,而是一个被有节制的愉悦统治的地方。这里的人谨慎地避免所有形式的放纵,唯一的例外是那些色彩鲜艳到夸张的奢侈运动服。"牵牛花"之所以有如此强的当代性,是因为它能够把愉悦原则和高效追求最大限度的健康这项更宽泛的义务结合起来。这里适合那些爱玩、外向、善于表达的人,他们喜欢工作和派对,尤其喜欢两者的结合体。

要成为当代英雌/雄,就要付出无尽的自我努力:清晨起床,借助跳舞进入高效工作的心境;参加正念课程,让自己变得更加

---

① "Morning Glory"字面意义为"早晨的荣耀",也是指这家店与常规夜店的不同点之一,即营业时间为早晨而非夜间。这家店除了早晨跳舞,还会组织瑜伽、按摩等活动,现更名为"Morning Gloryville",除了伦敦的母店,还在全球十几个大城市都举办类似的健康活动。——译注

专注;和生活教练一起监控自己的职业目标完成情况。这些精心设计的致力于强化身体的技巧,不只是因对愉悦的忠诚而引发的,也是被市场的不确定性激活的,这种不确定性就像一片不祥的乌云笼罩着新自由主义者。还记得丹西,那个通过一丝不苟的自我追踪来重塑自我的失业者吗?对他来说,自我追踪不是主要用于获取自身愉悦的,也不是通往更多幸福和更高健康水准的道路,而是一种让他在竞争日益激烈的劳动力市场上变得更抢手的方式。

丹西对健康命令极为忠诚。无论娱乐还是工作,自我追踪支配着他的整个生活。他把愉悦原则和市场规则结合起来,将享乐与工作融为一体。如果长时间散步能带来愉悦,为什么不直接在办公桌下安装一台跑步机呢?源源不断地向自己注入愉悦,可以让自己工作得更久,效率更高,在办公桌前精力更集中。开会时也一样:如果户外步行会议能让员工表现得更好,为什么还要把员工关在房间里呢?职场上那些还未将这些教诲铭记于心的人,即未能理解必须把自己变得更健康、更高效这条道德原则的人,将被安排参加健康计划。如果健康计划还不奏效,他们将被判处接受生活教练的私人辅导。

虽然健康命令与当代的工作伦理密切相关,但它的影响力绝不局限于工作场所。划清生活与工作之间的界限变得越来越难。我们已经发现,生活教练不仅会处理我们的工作人格,还试图挖掘我们的心灵深处。骑马等个人爱好变成了企业的工作指导方法。文身变成了一种向公司表忠心的方式。我们在本书中记录了健康命令如何在每时每刻渗透进我们生活的所有方面。健康命令把每一种我们能想到的活动，包括饮食、冥想甚至睡眠，都变成了加强愉悦和提升效率的机会。

然而，正如在本书中展示的，我们越是专注于最大限度地提高自己的健康水平，我们似乎就越感到疏离和沮丧。疯狂地寻找完美的饮食方案，偏执地追求幸福，强制性的职场健身，无尽的生活教练课程，详细追踪自己的身体机能，把自己的一整天变成一场游戏——这些绝望尝试原本的目标是通过健康提高生产力，实际却造成了更多问题。它们鼓励一种具有感染性的自恋，推动我们向内大转折，使我们的身体成为我们首要也是唯一的关注点。它们会产生一种焦虑，这种焦虑来自时刻监控自己每一个生活方式选择的责任。当我们不遵守健康饮食或是未能实现生活目标时，它们就会让我们因这种不可避免的小失误而滋生内疚。那些生活被健康命令所掌控的人身体更健康、情绪更快乐、工作效率更高，但他们也陷入了自恋、焦虑和内疚。他们是健康综合征的受害者。

生物道德不仅会使其热衷者遭受个人病症，还会重塑他们与他人交往的方式。那些没有满足高健康标准的人会被厌恶的目光注视。随着尖酸刻薄的语言在公共领域被普遍使用，理性辩论的可能性也逐渐消失。当局对结构性改革失去信心，他们变得对小尺度的行为干预更感兴趣。政治活动缺位留下的空间中，我们只剩下身体的呢喃和侵入性日益增强的生活方式微调。结果是，我们放弃了政治诉求。如今，通过"社会福利"对物质资源进行公正的再分配、通过"身份政治"对过去被诋毁的身份进行认可，以及通过"民主化"发出政治声音，已被一种新的志向取代：个人重塑。在这种情况下,失业者得不到收入,只得到生活教练课程;受歧视的群体得不到赞颂自己身份的机会,只得到锻炼计划;公民得不到影响有关他们生活的重要决策的机会,只得到一堂正念课。与此同时,不平等、歧视和威权主义被视为过于宏大而无法正面解决的问题。与努力尝试解决这些问题背道而驰的是,政治理想变得短视,只关注提高我们的幸福感。

这种对恢复健康和幸福的过度重视并非没有受到质疑。它触发了彼得·弗莱明(Peter Fleming)称为"后认可政治"的新政治形式。[5]"后认可政治"是通过退出社会规则来挑战权威的政治运动。生病的人恋床不起,接受肥胖运动的成员扔掉体重秤。以上每一个群体都试图创造一种新方式,能够不受健康命令束缚而去体验世界。这可能会开启新的喘息空间,但在这样做的同时,这些反生物道德的激进派往往也会更加执着于对身体的痴迷。

这些试图逃避健康命令群体的命运提醒我们,摆脱健康综合征并不容易。但是,我们可以从下面这些事开始:不再沉迷倾听自己身体的声音,放弃对自身健康与幸福的执念,抛弃对人类拥有无限潜能的幻想。相反,我们可以暂时忘记自己的身体,停止对幸福的追逐,并认识到,作为人类,我们不只是由自身在健康和幸福方面的潜能定义的。健康并不总是我们的命运。

为了摆脱健康的束缚,我们可能要认识到,作为人类,我们不只是由自身的潜能定义的,也是由自身的无能定义的。这并不羞耻。接受自身的无能可以让我们认识到,我们总是会有这样或那样的不足。人生中很多最重要的事之所以有价值,就在于它们会带来不可避免的失败和痛苦。真理经常会令我们痛苦。政治活动可能导致直接威胁和潜在危险。美往往沉浸在悲伤之中。爱通常会让我们心碎。正如史密斯指出的,它们可能会造成伤害,但这些伤害不会超过我们从中获得的意义。

"为什么会有人接受如此疯狂的交易?"史密斯问,"当然,如果我们是清醒而理性的,我们每次都会选择愉悦而非欢乐。毕竟,一种愉悦的结束不会给任何人带来太大的伤害,而且总是可以用另一种价值大致相等的愉悦取代。"[6]我们认为,真正疯狂和不合理的选择,是只接受和寻找愉悦。当然,这将最大限度地减少痛苦,提升我们的幸福指数。没错,这可能意味着减少痛苦,但这也会让我们陷入隔绝。与其永远沉浸在自身的病症中,我们不如去关注世界的病症,并行动起来解决它。

# 注 释

## 导 言

1. Hervé Juvin, *The Coming of the Body* (London: Verso, 2010), p.34.
2. 这些学校包括:杜克大学(Duke)、得克萨斯农工大学(Texas A&M)、昆尼皮亚克大学(Qunnipac)、芝加哥洛约拉大学(Loyola)、北达科他大学(North Dakota)、北卡罗来纳大学(North Carolina)、东卡罗来纳大学(East Carolina)、加州大学戴维斯分校(UC Davis)、西雅图大学(Seattle)、克莱姆森大学(Clemson)、锡拉丘兹大学(Syracuse)、美利坚大学(American)、丹佛大学(Denver)和南佛罗里达大学(Southern Florida)。
3. Lancey Rose, "The best places to go to prison", *Forbes*, 25 May 2006.
4. Jonathan M. Metzl, "Introduction: Why 'against health'?", in Jonathan M. Metzl and Anna Kirkland, eds, *Against Health: How Health Became the New Morality* (New York: New York University Press, 2010), p.2.
5. Lauren Berlant, "Risky bigness: On obesity, eating, and the ambiguity of 'health'", in Metzel and Kirkland, eds, *Against Health*, p.26.
6. 引自 Berlant, "Risky bigness", p.26。
7. Will Davies, "The political economy of unhappiness", *New Left Review*, 71, 2011, p.65.
8. Alenka Zupančič, *The Odd One In* (Cambridge MA: MIT Press, 2008), p.5.

9　Slavoj Žižek, *In Defense of Lost Causes* (London: Verso, 2008), p.30.
10　Renata Salecl, *Choice* (London: Profile, 2010), p.5.
11　Kim Severson, *Spoonfed: How Eight Cooks Saved My Life* (New York: Riverhead, 2010).
12　Pascal Bruckner, *Perpetual Euphoria: On the Duty to be Happy* (Princeton, NJ: Princeton University Press, 2010), p.53.
13　Steven Poole, *You Aren't What You Eat* (London: Union, 2012).
14　Carl Elliott, *Better Than Well: American Medicine Meets the American Dream* (New York: W.W. Norton, 2003), p.30.
15　Elliott, *Better Than Well*, p.34.
16　Simon Critchley, *Infinitely Demanding: Ethics of Commitment, Politics of Resistance* (London: Verso, 2007), p.4.

# 第一章　完美的人

1　Christopher Lasch, *The Culture of Narcissism: American Life in an Age of Diminished Expectations* (New York: W.W. Norton, 1979), p.4.
2　"Pursuit of Happiness radio show couple found dead in New York", *Guardian*, 7 June 2013.
3　Taffy Brodesser-Akner, "The merchant of just be happy", *New York Times*, 28 December 2013.
4　Arlie Russell Hochschild, *The Outsourced Self: Intimate Life in Market Times* (New York: Metropolitan Books, 2012), pp.219–228.
5　Marie Myung-Ok Lee, "Want to be a better worker? Please consult this horse", *The Atlantic*, 2 September 2011.
6　Brodesser-Akner, "The merchant of just be happy".
7　Spencer Jones, "Should a life coach have a life first?", *New York Times*, 27 January 2012.
8　Eve Tahmichioglu, "Coaches wanted in the game of life", *New York Times*, 12 January 2008.
9　Brodesser-Akner, "The merchant of just be happy".
10　Arlie Russell Hochschild, "The outsourced life", *New York Times*, 5

May 2012.
11  Salecl, *Choice*, p.33.
12  Salecl, *Choice*, pp.33–34.
13  Lasch, *The Culture of Narcissism*, p.177.
14  Slavoj Žižek, *The Ticklish Subject: The Absent Centre of Political Ontology* (London: Verso, 2000), p.368.
15  Žižek, *The Ticklish Subject*, p.368.
16  Luc Boltanski and Eve Chiapello, *The New Spirit of Capitalism* (London: Verso, 2007).
17  Andrew Ross, *No Collar: The Humane Workplace and Its Hidden Costs* (Philadelphia: Temple University Press, 2003).
18  http://positivesharing.com/2006/10/10-seeeeeriously-cool-workplaces/.
19  Micha Solomon, "The hazards of hiring like Zappos", *Forbes*, 5 March 2014.
20  Ivor Southwood, *Non-Stop Inertia* (Alresford, Hants: Zero, 2011), p.20.
21  Southwood, *Non-Stop Inertia*, p.1.
22  Southwood, *Non-Stop Inertia*, p.3.
23  Salecl, *Choice*, p.23.
24  Chade-Meng Tan, *Search Inside Yourself* (London: Collins, 2012).
25  Catlin Kelly, "O.K. Google, Take a deep breath", *New York Times*, 28 April 2012.
26  Tan, *Search Inside Yourself*, p.33.
27  Julie Watson, "Marine Corps study how mindfulness meditation can affect troops", *Huffington Post*, 19 January 2013.
28  Ron Purser and David Loy, "Beyond McMindfulness", *Huffington Post*, 7 January 2013.
29  Ben Goldacre, *Bad Science* (London: Harper Perennial, 2009).
30  Purser and Loy, "Beyond McMindfulness".
31  Karl E. Weick and Ted Putnam, "Organizing for mindfulness: Eastern wisdom and Western knowledge", *Journal of Management Inquiry*, 15(3), 2006, p.280.
32  Juvin, *The Coming of the Body*, p.xii.

33 A.G. Sultzberger, "Hospitals shift smoking bans to smoker bans", *New York Times*, 10 February 2011.
34 Robert Proctor, *The Nazi War on Cancer* (Princeton, NJ: Princeton University Press, 2000), p.173.
35 Lawrence O. Gostin, "Global Regulatory Strategies for Tobacco Control" *Georgetown Law Faculty Publications*, Washington, 2007, Paper 481.
36 Joanne Brewis and Christopher Grey, "The regulation of smoking at work", *Human Relations*, 61(7), 2008, pp.965–987.
37 Chantal Mouffe, *On the Political* (London: Routledge, 1996), p.5.
38 Salecl, *Choice*, p.55.
39 Salecl, *Choice*, p.55.

# 第二章　健康集市

1 Richard Klein, *Eat Fat* (New York: Pantheon Books, 1996), p.22.
2 Alexandra Michel, "Transcending socialization: A nine-year ethnography of the body's role in organizational control and knowledge workers' transformation", *Administrative Science Quarterly*, 56(3), 2011, p.339.
3 Michel, "Transcending socialization", p.339.
4 Michel, "Transcending socialization", p.339.
5 Michel, "Transcending socialization", p.341.
6 Michel, "Transcending socialization", pp.342–343.
7 Michel, "Transcending socialization", p.354.
8 Jonathan Crary, *24/7: Late Capitalism and the Ends of Sleep* (London: Verso, 2013).
9 Jim Loehr and Tony Schwartz, "The making of a corporate athlete", *Harvard Business Review*, 79(1), 2011, pp.120–129.
10 Loehr and Schwartz, "The making of a corporate athlete", p.122.
11 Loehr and Schwartz, "The making of a corporate athlete", p.128.
12 Soeren Matteke, Hangsheng Liu, John Caloyeras, et al., *Workplace Wellness Programs Study: Final Report* (Santa Monica, CA: RAND, 2013).

13 Olga Khazan, "Employers tell workers to get a move on", *Los Angeles Times*, 15 May 2011.
14 World Economic Forum, *Working Towards Wellness* (2007).
15 Olga Khazan, "Health begins at work", *The Atlantic*, 13 November 2013.
16 Nilofer Merchant, "Sitting is the smoking of our generation", *Huffington Post*, 18 January 2013.
17 Kate Brateskier, "Walking meetings: Why you should schedule a conference on the move", *Huffington Post*, 24 June 2013.
18 Peter Bowes, "Treadmill desks: How practical are they?", *BBC News Magazine*, 30 January 2013: http://www.bbc.co.uk/news/magazine-21076461.
19 James Hamblin, "The electricity generating bicycle-desk that would power the world", *The Atlantic*, 7 January 2014.
20 Matteke et al., *Workplace Wellness Programs Study*.
21 Jill R. Horwitz, Brenna D. Kelly and John DiNardo, "Wellness incentives in the workplace: Cost savings through cost shifting to unhealthy workers", *Health Affairs*, 32(3), 2013, pp.468–476.
22 Mikael Holmqvist and Christian Maravelias, *Managing Healthy Organizations: Worksite Health Promotion and the New Self-Management Paradigm* (London: Routledge, 2010), p.79.
23 Holmqvist and Maravelias, *Managing Healthy Organizations*, p.80.
24 Christian Maravelias, Torkild Thanem and Mikael Holmqvist, "March meets Marx: The politics of exploitation and exploration in the management of life and labour", *Research in the Sociology of Organizations*, 37, 2013, p.144.
25 Holmqvist and Maravelias, *Managing Healthy Organizations*, p.118.
26 Zygmunt Bauman, *Liquid Modernity* (Cambridge: Polity, 1999), p.78.
27 Bauman, *Liquid Modernity*, p.78.
28 Tina Rosenberg, "A big church: A small group health solution", *New York Times*, 10 November 2011.
29 Rosenberg, "A big church".

30 Michael Mosley and Mimi Spencer, *The Fast Diet* (London: Short Books, 2013).
31 Bryan S. Turner, "The government of the body: Medical regimens and the rationalization of diet", *British Journal of Sociology*, 33(2), 1982, pp.254–269.
32 Turner, "The government of the body", p.265.
33 Turner, "The government of the body", p.268.
34 Sandra Lee Bartey, *Femininity and Domination: Studies in the Phenomenology of Oppression* (London: Routledge, 1990), p.66.
35 Cressida J. Heyes, "Foucault goes to Weight Watchers", *Hypatia*, 21(2), 2006, p.133.
36 David Vise and Mark Malseed, *The Google Story* (New York: Delacourt Books, 2005), p.194.
37 Vise and Malseed, *The Google Story*, p.197.
38 Nanna Mik-Meyer, "Managing fat bodies: Identity regulation between public and private domains", *Critical Social Studies*, 10(2), 2008, p.28.
39 Nanna Mik-Meyer, "The imagined psychology of being overweight in a weight loss program", in Jaber F. Gubrium and Margaretha Järvinen, eds, *Turning Troubles into Problems: Clientization in Human Services* (Abingdon: Routledge, 2013).
40 Mik-Meyer, "The imagined psychology of being overweight", p.29.
41 Holmqvist and Maravelias, *Managing Healthy Organizations*, p.113.
42 Holmqvist and Maravelias, *Managing Healthy Organizations*, p.80.
43 Nikolas Rose, *The Politics of Life Itself* (Princeton, NJ: Princeton University Press, 2006), p.6.
44 Torkild Thanem, "I'll have a burger, but a healthier burger: Bio-politics and dynamics micro-assemblages of bio-political struggle in workplace health promotion", paper presented at Academy of Management, Annual Meeting, Montreal, 2010, p.18.
45 Julia Gutham, "Teaching the politics of obesity: Insights into neoliberal embodiment and contemporary politics", *Antipode*, 41 (5), 2009, p.1117.

46　Carol Sternhell, "You'll always be fat, but fat can be fit", *Ms Magazine*, April 1985, p.62.
47　Steve Myall, "The real secret to weightloss success is keeping it simple", *Mirror*, 18 February 2013.
48　Bauman, *Liquid Modernity*, p.67.
49　John Germov and Lauren Williams, "Dieting women: Self surveillance and the body panopticon", in Jeffery Sobel and Donna Maura, eds, *Weighty Issues: Fatness and Thiness as Social Problems* (Hawthorne, NY: Aldine de Gryuter, 1999), p.122.
50　Janneke Harting, Patricia van Assema and Nanne K. de Vries, "Patients' opinions on health counseling in the Hartslag Limburg cardiovascular prevention project: Perceived quality, satisfaction, and normative concerns", *Patient Education and Counseling*, 61(6), 2006, pp.142–151.
51　Christopher Dewberry and Jane M. Ussher, "Restraint and perception of body weight among British adults", *The Journal of Social Psychology*, 134(5), 2001, pp.609–616.
52　A.S. Chamove, P.A.M. Graham and C.M. Wallis, "Guilt and obsessive-compulsive traits in female dieters", *Journal of Human Nutrition and Dietetics*, 4(2), 1991, pp.113–119.
53　Sigmund Freud, "Civilization and Its Discontents", *The Standard Edition of the Complete Psychological Works of Sigmund Freud, Volume XXI, 1927–1931* (London: Vintage, 2001), p.125.
54　Freud, "Civilization and Its Discontents", p.128.
55　Jason Glynos, "Self-transgressive enjoyment as a freedom fetter", *Political Studies*, 56(3), 2008, pp.679–704.
56　Pascal Bruckner, *The Tyranny of Guilt: An Essay on Western Masochism* (Princeton, NJ: Princeton University Press, 2010).
57　Philip Mirowski, *Never Let a Good Crisis Go to Waste* (London: Verso, 2013).
58　James Delingpole, "A conspiracy against chavs? Count me in", *The Times*, 13 April 2006.
59　Owen Jones, "Posh people are not a persecuted minority", Verso blog,

1 June 2011. http://www.versobooks.com/blogs/563-owen-jones-in-response-to-james-delingpole-posh-people-are-not-a-persecuted-minority.
60  Owen Jones, *Chavs: The Demonization of the Working Class* (London: Verso, 2011).
61  Bev Skeggs. "The making of class and gender through visualizing moral subject formation", *Sociology*, 39(5), 2005, p.965.
62  Germaine Greer, "Long live the Essex girl", *Guardian*, 5 March 2001.
63  Skeggs, "The making of class and gender through visualizing moral subject formation", p.967.
64  Skeggs, "The making of class and gender through visualizing moral subject formation", p.974.
65  Tim Ross, "Minister: Poor families are likely to be obese", *The Daily Telegraph*, 22 January 2013.
66  Imogen Tyler, "'Chav mum, chav scum': Class disgust in contemporary Britain", *Feminist Media Studies*, 8(1), 2008, pp.17–34.
67  George Orwell, *The Road to Wigan Pier* (London: Penguin, 1937/1986), p.119.
68  Stephanie Lawler, "Disgusted subjects: The making of middleclass identities", *The Sociological Review*, 53(3), 2005, p.430.
69  David Hume, *A Treatise on Human Nature* (London: Penguin, 1739/1969), p.462.
70  Jonathan Haidt, "The emotional dog and its rational tail: A social intutionist approach to moral judgement", *Psychological Review*, 108(4), 2001, pp.814–834.
71  Jonathan Haidt, Silvia Helena Koller and Maria G. Dias, "Affect, culture, and morality, or is it wrong to eat your dog?", *Journal of Personality and Social Psychology*, 65(4), 1993, p.617.
72  Ange-Marie Hancock, *The Politics of Disgust: The Public Identity of the Welfare Queen* (New York: New York University Press), 2004.
73  Mary Douglas, *Purity and Danger: An Analysis of Conceptions of Pollution and Taboo* (London: Routledge and Kegan Paul, 1966).
74  Giles Hattersley, "We know what food the kids like, and it's not polenta",

  *Sunday Times*, 24 September 2006.
75 Megan Warin, "Foucault's progeny: Jamie Oliver and the art of governing obesity", *Social Theory and Health*, 9(1), 2011, p.24.
76 Laurie Ouellette and James Hay, "Makeover television, governmentality and the Good Citizen", *Continuum: Journal of Media and Cultural Studies*, 22(4), 2008, p.6.
77 Joanne Hollows and Steve Jones, "'At least he's doing something': Moral entrepreneurship and individual responsibility in *Jamie's Ministry of Food*", *European Journal of Cultural Studies*, 13(3), 2010, pp.307-322.
78 Warin, "Foucault's progeny".

## 第三章 幸福教义

1 Samuel Beckett, *Waiting for Godot* (London: Faber, 1953), p.60.
2 Martin Seligman, *Authentic Happiness* (New York: Free Press, 2002), p. xi.
3 此处引用 Zig Ziglar 言论的来源为 www.quoteswise.com。
4 Goldacre, *Bad Science*.
5 Barbara Ehrenreich, *Smile or Die: How Positive Thinking Fooled America and the World* (London: Granta, 2009).
6 Ehrenreich, *Smile or Die*, p.74.
7 Ehrenreich, *Smile or Die*, p.89.
8 Norman Vincent Peale, *The Power of Positive Thinking* (New York: Fireside, 1952).
9 Peale, *The Power of Positive Thinking*, p.4.
10 Napoleon Hill and W. Clement Stone, *Success through a Positive Mental Attitude* (New York: Pocket Books, 1960).
11 Hill and Stone, *Success Through a Positive Mental Attitude*, p.6.
12 Ivan Robertson and Cary L. Cooper, *Well-being: Productivity and Happiness at Work* (New York: Palgrave Macmillan, 2011), p.4.
13 Zig Ziglar, *See You at the Top* (Gretna: Pelican, 1975), p.52.

14 Deepak Chopra, *The Ultimate Happiness Prescription: 7 Keys to Joy and Enlightenment* (Chatham: Ebury Publishing, 2010), p.45.
15 Russ Harriss, *The Happiness Trap: How to Stop Struggling and Start Living* (Boston: Trumpeter Books, 2007).
16 Nicola Phoenix, *Reclaiming Happiness: 8 Strategies for an Authentic Life and Greater Peace* (Forres: Findhorn Press, 2011), p.10.
17 Phoenix, *Reclaiming Happiness*, p.10.
18 Thomas Bien, *The Buddha's Way of Happiness* (Oakland, CA: New Harbinger Publications), p.13.
19 Veronica Ray, *Choosing Happiness: The Art of Living Unconditionally* (Centre City, MN: Hazelden, 1991), p.10.
20 Seligman, *Authentic Happiness*, p.96.
21 Eric G. Wilson, *Against Happiness* (New York: Farrar, Straus and Giroux), p.25.
22 Wilson, *Against Happiness*, p.28.
23 Seligman, *Authentic Happiness*, p.8.
24 Seligman, *Authentic Happiness*, p.129.
25 Ehrenreich, *Smile or Die*, p.153.
26 Ehrenreich, *Smile or Die*, p.157.
27 Ehrenreich, *Smile or Die*, p.158.
28 引自 Matthew Stewart, "The management myth", *Atlantic Monthly*, June 2006, p.81。
29 Stewart, "The management myth", p.81.
30 Shawn Achor, *The Happiness Advantage: The Seven Principles of Positive Psycology That Fuel Success and Performance at Work* (New York: Virgin Books, 2010), p.4.
31 Achor, *The Happiness Advantage*, p.4.
32 Gerald E. Ledford, "Happiness and productivity revisited", *Journal of Organizational Behavior*, 20(1), 1999, p.26.
33 Ledford, "Happiness and productivity revisited", p.27.
34 描述来自 Daniel Kahneman and Alan B. Krueger, "Developments in the measurement of subjective well-being", *Journal of Economic Perspec-*

tives, 20(1), 2006, pp.3 – 24。
35  Sigmund Freud, "A difficulty in the path of psycho-analysis", *The Standard Edition of the Complete Psychological Works of Sigmund Freud*, Volume XVII, 1917 – 1919 (London: Vintage, 2001), p.141.
36  Giorgio Agamben, *Profanations* (New York: Zone Books, 2007), p.20.
37  Bruckner, *Perpetual Euphoria*, p.113.
38  首相关于福祉的讲话,2010 年 11 月 25 日: https://www.gov.uk/government/speeches/pm-speech-on-wellbeing。
39  Philip Brickman, Dan Coates and Ronnie Janoff-Bulman, "Lottery winners and accident victims: Is happiness relative?", *Journal of Personality and Social Psychology*, 36(8), 1978, pp.917 – 27.
40  Brickman et al., "Lottery winners and accident victims", p.925.
41  英国国民幸福感测试,2011—2012 年度及 2012—2013 年度: http://www.ons.gov.uk/ons/rel/wellbeing/measuring-national-well-being/personal-well-being-in-the-uk-2012-13/sty-personal-well-being-in-the-uk.html/。
42  "ONS well-being report reveals UK's happiness ratings", BBC, 24 July 2012. http://www.bbc.co.uk/news/uk-politics-18966729.
43  Tracy McVeigh, "David Cameron measuring 'wrong type of happiness'", *Guardian*, 10 April 2011.
44  McVeigh, "David Cameron measuring 'wrong type of happiness'".
45  Rhonda Byrne, *The Secret* (New York: Atria Books, 2006), p.ix.
46  Byrne, *The Secret*, p.ix.
47  Byrne, *The Secret*, p.7.
48  Catherine Bennett, "Only an idiot could take The Secret seriously. Yet Cameron seems to be following its tips to the letter", *Guardian*, 26 April 2007.
49  Byrne, *The Secret*, p.6.
50  Ehrenreich, *Smile or Die*, p.8.
51  引自 Victoria Moore, "It's become the fastest-selling selfhelp book ever, but is The Secret doing more harm than good?", *The Daily Mail*, 26 April 2007。部分引言参见 Ehrenreich, *Smile or Die*, p.205。
52  Bruckner, *Perpetual Euphoria*, p.3.

53　Bruckner, *Perpetual Euphoria*, p.19.
54　Bruckner, *Perpetual Euphoria*, p.18.
55　Zupančič, *The Odd One In*, p.63.
56　Pierre Bourdieu, *The Social Structures of the Economy* (Cambridge: Polity, 2005), p.185.
57　Lauren Berlant, *Cruel Optimism* (Durham, NC: Duke University Press, 2011).
58　Terry Eagleton, "What would Rousseau make of our selfish age?", *Guardian*, 27 June 2012.
59　引自 Simon Critchley, "Happy like God", *The New York Times*, 25 May 2009。
60　Robert Nozick, *Anarchy, State and Utopia* (New York: Basic Books, 1974), p.42.
61　Bruckner, *Perpetual Euphoria*, p.34.
62　此例子出自 Bruckner, *Perpetual Euphoria*, p.115。
63　Mark Fisher, *Capitalist Realism: Is there No Alternative?* (London: Zero Books, 2009).
64　David Gritten, "Shame: Steve McQueen interview", *The Telegraph*, 14 January 2012.
65　Slavoj Žižek, *The Parallax View* (Boston: MIT Press, 2006), p.310.
66　Žižek, *The Parallax View*, p.311.

# 第四章　被选择的生活

1　引自 Christopher Hitchens, *Hitch 22: A Memoir* (New York: Atlantic, 2010), p.330。
2　Harry Freedman, "Tips to help you stay positive while jobhunting", *Guardian*, 24 May 2013.
3　John Domokos, "Jobcentres 'tricking' people out of benefits to cut costs, says whistleblower", *Guardian*, 1 April 2011.
4　Domokos, "Jobcentres 'tricking' people out of benefits to cut costs, says whistleblower".

5 John Domokos, "Government admits Jobcentres set targets to take away benefits", *Guardian*, 8 April 2011.
6 Patrick Wintour and John Domokos, "Leaked Jobcentre newsletter urges staff to improve on sanctions targets", *Guardian*, 25 March 2013.
7 John Domokos and Patrick Wintour, "Jobcentre 'scorecard' shows how areas are performing on stopping benefits", *Guardian*, 28 March 2013.
8 Domokos, "Jobcentres 'tricking' people out of benefits to cut costs, says whistleblower".
9 Ofer Sharone, *Flawed System, Flawed Self: Job Searching and Unemployment Experiences* (Chicago: University of Chicago Press, 2014), p.27.
10 Ronald W. McQuaid and Colin Lindsay, "The concept of employability", *Urban Studies*, 42(2), 2005, pp.197–219.
11 McQuaid and Lindsay, "The concept of employability".
12 Jamie Peck and Nikolas Theodore, "Beyond 'employability'", *Cambridge Journal of Economics*, 24(6), 2000, pp.729–749.
13 "From welfare to workfare", *The Economist*, 27 July 2006.
14 Conor Burns, "Margaret Thatcher's greatest achievement: New Labour", 11 April 2008: http://conservativehome.blogs.com/centreright/2008/04/making-history.html.
15 Sharone, *Flawed System, Flawed Self*, p.39.
16 Duncan Mathison and Martha I. Finney, *Unlock the Hidden Job Market* (Upper Saddle River, NJ: FT Press, 2010), p.150.
17 Mathison and Finney, *Unlock the Hidden Job Market*, p.150.
18 Mathison and Finney, *Unlock the Hidden Job Market*, p.150.
19 Sharone, *Flawed System, Flawed Self*, p.71.
20 Andrew Ross, *Nice Work If You Can Get It* (New York: New York University Press, 2010), p.6.
21 Ross, *Nice Work If You Can Get It*, p.5.
22 Southwood, *Non-Stop Inertia*, p.59.
23 Lucy Tobin, "Job hunting: Forget a CV, you need the X factor", *Guardian*, 11 December 2011.

24 Eigil Söderin, "Välkommen till autionsamhället", *ETC*, 1 November 2011.
25 Malcolm Gladwell, "The talent myth", *The New Yorker*, 22 July 2002.
26 Klint Finley, "The quantified man: How an obsolete tech guy rebuilt himself for the future", *Wired Magazine*, 22 February 2013.
27 Finley, "The quantified man".
28 Gary Wolf: http://quanitifiedself.com/.
29 "Counting every moment", *The Economist*, 3 March 2012.
30 April Dembosky, "Invasion of the body hackers", *Financial Times*, 10 June 2011.
31 Dembosky, "Invasion of the body hackers".
32 Mirowski, *Never Let a Serious Crisis Go to Waste*, p.105.
33 Mirowski, *Never Let a Serious Crisis Go to Waste*, p.108.
34 David Asprey, "How self-tracking can up-grade your brain and body", *Narrative*: http://blog.getnarrative.com/2013/04/how-self-tracking-can-upgrade-your-brain-and-body/.
35 Tim Ferriss, *The 4 Hour Body: An Uncommon Guide to Rapid Fat-Loss, Incredible Sex and Becoming Super-Human* (New York: Crown, 2010).
36 Steven Poole, "Why the cult of hard work is counter-productive", *New Statesman*, 11 December 2013.
37 Poole, "Why the cult of hard work is counter-productive".
38 Evgeny Morozov, *To Save Everything Click Here* (New York: Public Affairs, 2013), p.273.
39 David Oakley, "Hedge funds turn to psychology software to revolutionise trading", *Financial Times*, 15 September 2013.
40 Gilles Deleuze, "Postscript on the societies of control", October, 59, 1992, pp.3 – 7.
41 Mark Moschel, "The beginner's guide to quantified self (plus, a list of the best personal data tools out there": http://technori.com/2013/04/4281-the-beginners-guide-to-quantified-selfplus-a-list-of-the-best-personal-data-tools-out-there/.

42　Nikil Saval,"The secret history of life-hacking", *Pacific Standard*, 22 April 2014.
43　Finley,"The quantified man".
44　Crary, *24/7*, p.46.
45　Susie Neilson,"When a relationship becomes a game", *The Atlantic*, 8 August 2013.
46　Jemima Kiss,"Turn chores into a game, with EpicWin", *Guardian*, 23 August 2010.
47　此说法见于乔姆斯基的演讲,可在 Youtube 上观看,视频标题为"Noam Chomsky vs B.F. Skinner"。参见 Noam Chomsky,'The Case Against B. F. Skinner', *The New York Review of Books*, 30 December 1971。
48　引自 David H. Freedman,"The perfected self", *The Atlantic*, 21 May 2012。
49　Freedman,"The perfected self".
50　Alice E. Marwick,"Your data are being deeply mined", *The New York Review of Books*, 9 January 2014.
51　Marc Augé, *Non-Places: Introduction to an Anthropology of Supermodernity* (London: Verso, 1995).
52　Andrew Ross,"A capitalist's dream", *London Review of Books*, 19 May 2011.
53　Ofer Sharone,"Constructing unemployed job seekers as professional workers: The depoliticizing work-game of job searching", *Qualitative Sociology*, 30(4), 2007, p.412.
54　Don Peck,"They're watching you at work", *The Atlantic*, 20 November 2013.
55　Zygmunt Bauman,"The self in a consumer society", *The Hedgehog Review*, 1(1), 1999, p.40.

# 第五章　告别健康综合征

1　这是伊万·伊里奇的一个系列讲座的标题,引自 Metzl,"Introduction: Why 'against health'?", p.5。

2　Karl Ove Knausgaard, *A Man in Love. My Struggle*, Vol.2 (London: Harvill Secker, 2013), p.518.
3　Rob Lucas, "Dreaming in code", *New Left Review*, 62, 2010, p.128.
4　Susan Sontag, *Illness as Metaphor* (New York: Farrar, Straus and Giroux, 1978), p.33.
5　Sontag, *Illness as Metaphor*, p.33.
6　Lucy Phillips, "British staff far too busy for sick leave", *CIPD*, 25 September 2008.
7　Chris Land and Scott Taylor, "Surf's up: Work, life, balance and brand in a new age capitalist organization", *Sociology*, 44(3), 2010, pp.395-413.
8　引自 Sontag, *Illness as Metaphor*, p.46。
9　引自 Sontag, *Illness as Metaphor*, p.46。
10　引自 Sontag, *Illness as Metaphor*, p.47。
11　Barbara Ehrenreich, "Smile! You've got cancer", *Guardian*, 2 January 2010.
12　James Nye, "The weird world of a Heart Attack Grill girl", *The Daily Mail*, 16 October 2013.
13　Klein, *Eat Fat*, p.22.
14　Irmgard Tischner, *Fat Lives* (London and New York: Routledge, 2012).
15　Anne Kirkland, "Think of a hippopotamus: Rights consciousness in the Fat Acceptance movement", *Law and Society Review*, 42(2), 2008, pp.397-432.
16　Kirkland, "Think of a hippopotamus", p.413.
17　Klein, *Eat Fat*, p.25.

## 结　论

1　Bruckner, *Perpetual Euphoria*, p.231.
2　Zadie Smith, "Joy", *The New York Review of Books*, 10 January 2013.
3　Martha de Lacey, "Forget the gym, try a four-hour rave before work: Could teetotal clubbing before breakfast be the kickstart your day needs?", *The Daily Mail*, 1 August 2013.

4 Martha de Lacey, "Rave yourself fit! The aerobics dance class with a live DJ and plenty of glo-sticks", *The Daily Mail*, 27 August 2013.
5 Peter Fleming, *Resisting Work: The Corporatization of Life and Its Discontents* (Philadelphia: Temple University Press, 2014).
6 Smith, "Joy".

# 致　谢

　　本书经历了长时间的撰写和出版。几年前我们签下出版合同时计划的那本书与如今的成书差异很大。我们要感谢我们的出版人艾玛·哈钦森(Emma Hutchinson)，她允许甚至鼓励我们作出这样巨大的调整。我们还要感谢政体出版社(Polity Press)那些一直致力于本书出版工作的人们，特别是帕斯卡尔·波尔舍龙(Pascal Porcheron)和约翰·汤普森(John Thompson)。另外，我们还要感谢三位匿名审稿人花时间详细审阅了本书。感谢威尔·戴维斯的全面点评，感谢史蒂夫·布朗(Steve Brown)极有帮助的建议，感谢彼得·弗莱明关于生物道德的启发性的讨论，感谢罗宾·奥沙利文(Robyn O'Sullivan)的编辑建议，感谢贾斯廷·戴尔(Justin Dyer)严谨而敏锐的编辑。最后，感谢我们各自的伴侣帮助我们塑造了本书的理念。

# 荐 语

《健康综合征》就像一艘潜水艇,在当代意识形态虚伪而平和的表层叙事之下潜行,然后发射鱼雷,击中所有新自由主义理论中最有害的一条:积极性,对其进行毁灭性的打击。

——汤姆·麦卡锡(Tom McCarthy),著有《记忆残留》(*Remainder*)、《C》和《撒丁岛》(*Satin Island*)

本书对"健康"这种现代意识形态作出了引人入胜且及时的学术研究。这种意识形态坚持道德化的评判标准:要成为一个良好的社会成员,就意味着要多冥想、多锻炼,并用智能手机追踪自己的睡眠模式、饮食习惯甚至性生活。卡尔·塞德斯特伦和安德烈·斯派塞生动地展示了消费经济如何将健康甚至幸福本身纳入其体系,并警告我们,对健康的迷恋最终将成为一种令人焦虑、孤立而无趣的生活方式。

——奥利弗·伯克曼(Oliver Burkeman),《卫报》专栏作家,著有《解毒剂:无法忍受积极思维的人的幸福》(*The Antidote: Happiness for People Who Can't Stand Positive Thinking*)

这是一部精彩的作品，揭露了健康意识形态的本质：一种令人厌憎的愚蠢幻想，想要达到真正的自我掌控。正如这本及时而有趣的书所指出的，这种幻想必须被戳穿。
——西蒙·克里奇利（Simon Critchley），社会研究新学院

我们都隐约感到政治氛围发生了巨大的转变。大众对"身体政治"的参与前所未有地减少，转而纷纷通过保健药品、冥想工作坊或健身课程来比以往更深入地致力于自己的身体。正如这本深刻又优雅的书所表明的，这种转变标志了我们社会的戏剧性变化，因为它让健康与幸福成了新的"道德"或"不道德"的标记。现在肥胖者和吸烟者团结在一起，因为他们都被视作是不道德的。本书收集整理了一系列令人印象深刻的证据，阐明了一个我们急需的观点：追求健康和幸福的文化命令正向我们施加新的暴政。
——埃娃·伊卢（Eva Illouz），耶路撒冷希伯来大学

通过一系列全面的案例研究，卡尔·塞德斯特伦和安德烈·斯派塞对当代资本主义的"健康"痴迷作出了诊断。《健康综合征》对意识形态如今的运作方式作出了尖锐而诙谐的分析。它表明，对健康的迷恋本身就是病态的，而不健康也可以是一种解放。
——马克·费舍尔（Mark Fisher），伦敦大学金史密斯学院

读到《健康综合征》时，我对社会一门心思追求完美身体的潜在怀疑得到了验证。和我一样，作者对健康本身没有任何抱怨……他们忧虑的是健康如何成为一种意识形态。作者坚持认

为，我们过去沉湎的所有乐趣都被一个最终目标取代了，这个目标就是最大化我们身体的健康和幸福。本书认为，我们越是关注自身的健康，就越疏远他人，越变得孤立……我们花了太多时间只关注自身，一直严苛地追求理想化的身心状态，结果忽视了更广阔的世界及其弊病。

——加布丽埃勒·莫纳汉（Gabrielle Monaghan），
《爱尔兰独立报》（*Irish Independent*）

《健康综合征》读起来……富有洞察力与趣味。
——苏尼塔·科恰尔（Suneeta Kochar），《脉搏》（*Pulse*）杂志

### 图书在版编目(CIP)数据

健康综合征 /（瑞典）卡尔·塞德斯特伦等著；张璋译. --上海：上海社会科学院出版社，2025.
ISBN 978-7-5520-4634-2

Ⅰ. R194.3

中国国家版本馆 CIP 数据核字第 2025CF8202 号

The Wellness Syndrome © Carl Cederström and André Spicer 2015
Simplified Chinese Edition Copyright © 2025 by Shanghai Academy of Social Sciences Press
All Rights Reserved
本中文简体版翻译自 The Wellness Syndrome by Carl Cederström and André Spicer 2015，经由剑桥政治出版社有限公司(polity press)安排出版。
上海市版权局著作权合同登记号：图字 09-2024-0335

## 健康综合征

著　　者：［瑞典］卡尔·塞德斯特伦　［新西兰］安德烈·斯派塞
译　　者：张　璋
校　　译：姚晨辉
责任编辑：应韶荃
封面设计：璞茜设计
出版发行：上海社会科学院出版社
　　　　　上海顺昌路 622 号　邮编 200025
　　　　　电话总机 021 - 63315947　销售热线 021 - 53063735
　　　　　https://cbs.sass.org.cn　E-mail：sassp@sassp.cn
照　　排：南京理工出版信息技术有限公司
印　　刷：上海市崇明县裕安印刷厂
开　　本：890 毫米×1240 毫米　1/32
印　　张：5.625
字　　数：120 千
版　　次：2025 年 5 月第 1 版　2025 年 5 月第 1 次印刷

ISBN 978 - 7 - 5520 - 4634 - 2/R·077　　　　　　　　　　　定价：48.00 元

版权所有　翻印必究

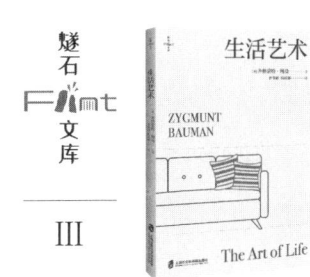

《工作、消费主义和新穷人》姊妹篇
对话鲍曼，探寻如何成为一个真正的"人"

《生活艺术》
The At of Life

［英］齐格蒙特·鲍曼　著
鲁擎雨　姚晨辉　译

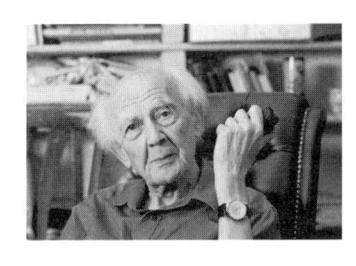

扫码购书

### 齐格蒙特·鲍曼
（Zygmunt Bauman, 1925—2017）

当代极具影响力的思想家，被誉为"当今用英文写作的最伟大社会学家""后现代性预言家"。出生于波兰，曾任华沙大学社会系教授、英国利兹大学终身教授。鲍曼用文字译写世界，一生撰有50多部著作。广为人知的中译著作包括《工作、消费主义和新穷人》《社会学之思》《现代性与大屠杀》等。

在个性化社会，我们都是生活艺术家。不管我们知道与否，愿意与否，喜欢与否，这都是社会的命令，而不是我们的选择。我们被期望使用技能和资源赋予生活以目的和形式，即使我们缺乏艺术家所需的工具和材料。

在液态现代社会，我们也被教导生活艺术的目的应该是幸福，尽管我们不清楚幸福是什么。幸福的形象在不断变化，幸福在大多数时候是一种有待实现的东西。

这本书不是关于生活艺术的设计指南，相反，它精彩地描述了我们生活设计的条件，施加在选择上的限制，以及设计、偶然性和性格之间的相互作用。我们身处一个液态现代性、个性化消费者社会。这本书是关于社会如何影响我们构建生活轨迹的研究。

燧石文库 II

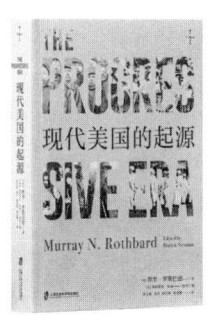

罗斯巴德重磅作品
美国政治经济史典藏之作
全景呈现美国大萧条前夜
揭开进步时代背后的秘密

《现代美国的起源》
The Progressive Era

[美] 默里·罗斯巴德 著
[美] 帕特里克·纽曼 整理汇编
粟志敏 陈玲 姚晨辉 蔡建娜 译

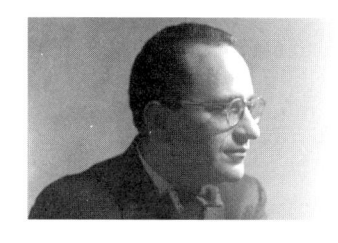

**默里·罗斯巴德**（Murray N. Rothbard,1926—1995）

美国经济学家、历史学家、自然法理论家。著有《自由的伦理》《权力与市场》《美国大萧条》《银行的秘密》《为什么我们的钱变薄了》《美联储的起源》《人、经济与国家》等。

19世纪80年代到20世纪20年代，美国出现了许多社会、政治和经济的改革实践。这个时期被称为"进步时代"。进步时代是美国历史上最具重要意义的时期之一。当时，美国社会正经历从农业社会向工业社会的急剧变革，美国经济迅速发展，但也产生了大量的经济社会问题。传统历史学家认为，反垄断、环境保护、禁酒、妇女参政权、儿童保护、产品质量控制成为当时进步主义改革者的重要选择。

有别于传统的历史学家，罗斯巴德在本书中并非向读者详细描述进步时代。相反，他以大量史料为基础，对这个时代进行了革命性诠释，深入分析了当时政策选择背后的原因、推动群体。在罗斯巴德看来，进步主义带来了有组织种族主义的胜利，南部黑人被剥夺选举权，移民终止，联邦政府推动建设的大政府、大企业和大工会三方联盟，对军人形象和征兵的大肆赞美，以及美国的海外扩张。简而言之，进步时代启动了美国现代政治经济体系的形成。

扫码购书

燧石文库
I

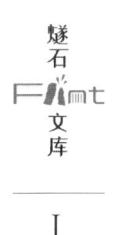

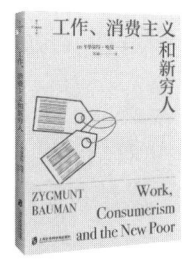

豆瓣年度读书榜单
知乎年度书单榜首
全国独立书店联合荐书
中华读书报年度百佳图书
FT中文网年度商业书单榜首
多抓鱼年度鲜鱼榜

扫码购书

## 《工作、消费主义和新穷人》
*Work, Consumerism and the New Poor*

[英]齐格蒙特·鲍曼　著
郭楠　译

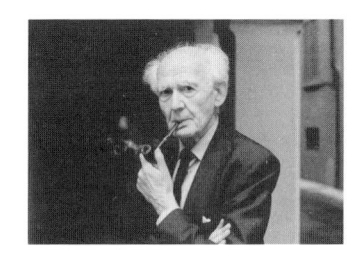

### 齐格蒙特·鲍曼
（Zygmunt Bauman, 1925—2017）

当代极具影响力的思想家,被誉为"当今用英文写作的最伟大社会学家""后现代性预言家"。出生于波兰,曾任华沙大学社会系教授、英国利兹大学终身教授。鲍曼用文字译写世界,一生撰有50多部著作。著作中译本包括《工作、消费主义和新穷人》《社会学之思》《现代性与大屠杀》《现代性与矛盾性》《立法与阐释者》《流动的现代性》等。

在生产者和普遍就业的社会中,贫穷是一回事;在消费者社会中,贫穷又是另一回事。在消费者社会中,生活项目围绕消费者的选择而建立,而不是围绕工作、专业技能而建立。"贫穷"曾经与失业联系在一起,如今,它主要指向有缺陷消费者的困境。这种差异改变了贫穷的体验方式,对于拯救苦难产生重大影响。著名社会学家鲍曼的这部作品,对消费者社会及其影响进行了反思和论述。在本书中,鲍曼追溯现代历史上发生的这种变化,对其社会后果进行盘点,并考虑了与贫困作斗争和减轻困苦的各种方式的有效性。

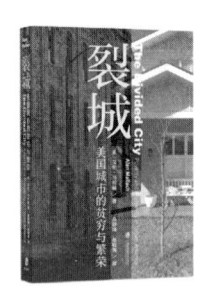

## 《裂城：美国城市的贫穷与繁荣》
### The Divided City
### Poverty and Prosperity in Urban America

[美] 艾伦·马拉赫 著
高舒琦 赵牧荑 译

上海交通大学安泰经济与管理学院陆铭教授诚挚作序
探照灯好书、索恩荐书、百道美国研究书单入选

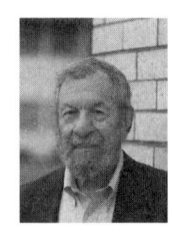

### 艾伦·马拉赫（Alan Mallach）

美国社区发展中心高级研究员。曾任新泽西州特伦顿市住房和经济发展主任，目前在纽约普瑞特艺术学院任教。其他著作包括《收缩世界中的收缩城市：学会如何在人口不增长的情况下实现发展》《拯救建筑：从废弃房产到社区宝藏》等。

一部关于美国城市更新的著作，聚焦近一个世纪来，底特律、匹兹堡、巴尔的摩、克利夫兰等美国老工业城市的兴衰，展现美国城市在复兴过程中出现的不均等和不平等，深入研究背后的成因，并提出关于老工业城市的一系列复兴策略和方向。人口是城市兴衰的重要因素，人口空间分布的变化背后，是产业结构服务化带来的就业和消费场景的变化。作者指出，城市能为穷人改变生活提供机遇和场所，那么城市就能成为充满希望的地方。